발 건강 설명서

발건강 설명서

발을 살리면 몸이 산다

홍재화·홍성보 지음 | 박승회·신경호·신효상 추천

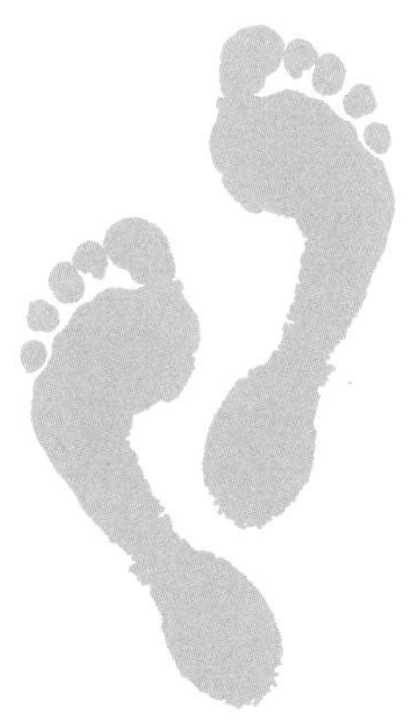

중앙생활사

머리말……

발이 바로 서야, 우리 몸과 삶이 바로 섭니다.

우리는 매일 걷습니다. 아침에 눈을 뜨고 잠자리에 들 때까지, 발은 우리 몸의 가장 낮은 곳에서 묵묵히 온몸의 무게를 지탱합니다. 하지만 아이러니하게도 발은 우리 몸에서 가장 홀대받는 부위이기도 합니다. 얼굴의 주름 하나에는 민감하게 반응하면서도, 정작 평생을 고생한 발이 보내는 통증의 신호는 '피곤해서 그렇겠지'라며 대수롭지 않게 넘기곤 합니다.

오랫동안 신발을 다루는 '신발장사'로서 수많은 사람의 발을 보아왔습니다. 가게를 찾아오는 손님들의 신발을 보면 그분의 건강이 보일 때가 많습니다. 좁은 볼에 갇혀 잔뜩 웅크린 발가락, 딱딱하고 높은 굽 위에서 위태롭게 흔들리는 발목…. 멋을 위해, 혹은 잘 몰라서 선택한 신발들이 어떻게 우리 몸의 뿌리를 병들게 하는지 목격하며 안타까움을 느낀 적이 한두 번이 아닙니다.

이 책은 그런 안타까움과 고민에서 시작되었습니다. 단순히 "편한 신발을 신으세요"라는 말 한마디로는 부족했습니다. 왜 발이 아픈지, 우리 발은 원래 어떻게 생겼고 어떻게 움직여야 하는지, 그리고 잘못된 신발이 무릎과 허리는 물론 소화기와 같은 내장기관에까지 어떤 영향을 미치는지에 대한 근본적인 이야기를 하고 싶었습니다.

이 책은 총 6장에 걸쳐 발의 구조적인 이해부터 시작해, 올바른 신발 선택의 기준 그리고 발과 전신 건강의 놀라운 연결고리를 탐구합니다.

특히 이 과정에서 자연 치유 의학인 '스본스도(Sbon Sdo)'의 원리를 적극적으로 인용하였습니다. 현대 의학이 놓치기 쉬운 발의 신경 반사와 무의식적인 신경계(KSNS)의 작용을 통해, 발이 어떻게 우리 몸의 균형과 통증 그리고 장기 건강까지 지배하는지 새롭게 조명했습니다.

또한 현대의 과도한 쿠션과 기능성 신발이 오히려 발의 본능을 잠재우고 있음을 지적하며, 인간 본연의 '맨발'에 가까운 감각을 회복하는 것이 왜 중요한지 이야기하려 합니다.

발은 '제2의 심장'이자 인체의 축소판입니다. 건물을 지을 때 기초 공사가 중요하듯, 건강한 삶을 위해서는 우리 몸의 기초인 발부터 튼튼하게 다져야 합니다.

이 책이 독자 여러분께 자신의 발을 새로운 눈으로 바라보는 계기가 되기를 바랍니다. 스본스도의 지혜와 저의 경험이 어우러진 이 이야기가, 꽉 끼는 신발 속에서 고통받던 발을 해방시키고 땅을 딛는 즐거움과 활기찬 건강을 되찾는 여정에 작은 길잡이가 되었으면 좋겠습니다.

발이 편안해지면, 당신의 하루가 달라지고 인생이 더 즐거워질 것입니다.

그리고 아버지로서 아들과 함께 이렇게 좋은 집필 작업을 함께했음을, 정말로 행복하게 생각합니다.

홍재화, 홍성보

차례

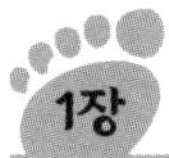

발의 구조와 기능 이해

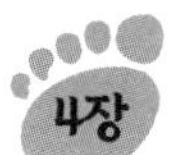

발과 하체 건강의 관계

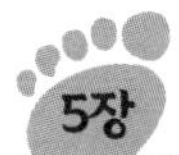

발과 근골격계 건강의 관계

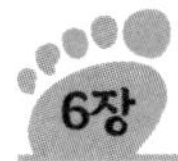

발과 내장기관 건강의 관계

1장

발의 구조와 기능 이해

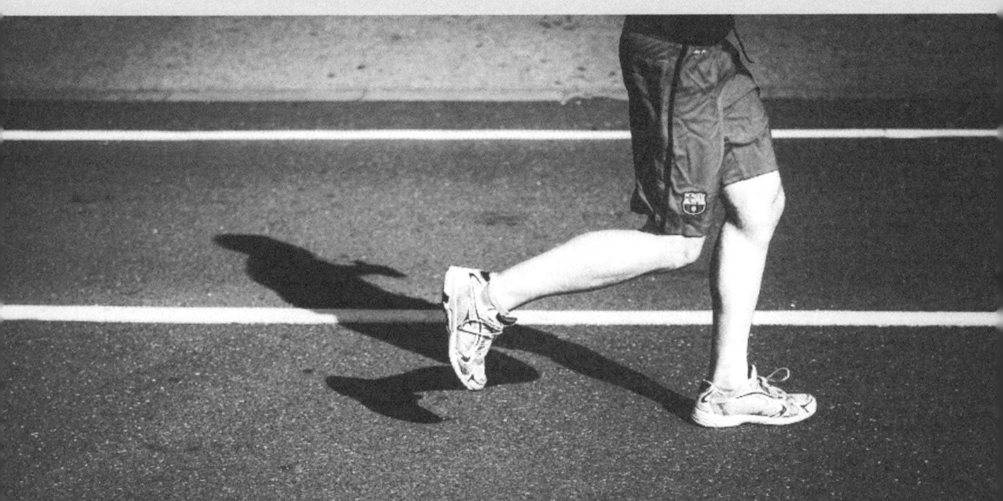

발의 복잡하고 정교한 구조와 놀라운 기능은 우리가 매일 무심코 사용하는 신체 부위에 대한 새로운 인식을 제공한다. 발을 이해한다는 것은 신체 지식뿐만 아니라, 나 자신을 이해하는 일이다.

발의 기본 구조와 기능

발은 몸을 지탱하는 기둥일 뿐만 아니라, 우리 신체의 복잡한 메커니즘을 조율하는 정교한 구조물이다. 발은 26개의 뼈와 33개의 관절, 그리고 100개가 넘는 인대와 근육, 힘줄로 구성되어 있다. 이 모든 요소가 조화롭게 작동하여 체중을 지탱하고 이동을 가능하게 만들며, 균형을 유지하는 역할을 한다. 발은 우리가 매일 걷고, 뛰고, 서 있도록 돕는 매우 중요한 신체 부위지만, 많은 이들이 발의 중요성을 간과하곤 한다.

[발의 주요 구조]

발의 구조를 이해할 때는 먼저 그것을 3가지 주요 부위로 나눈다. 전족, 중족, 그리고 후족이다. 전족은 발가락과 중족골로 이루어져 있으며, 이 부위는 몸을 앞으로 추진시키는 데 필수적인 역할을 한다. 중족은 발의 중앙부로 족궁, 즉 아치를 형성하여 발 전체의 균형을 잡아주고 충격을 흡수하는 기능을 한다. 후족은 발뒤꿈치 부분으로, 종골과 거골이 포함되어 있다. 이 부위는 체중을 지탱하고 발목과의 연결을 통해 움직임의 안정성을 제공한다.

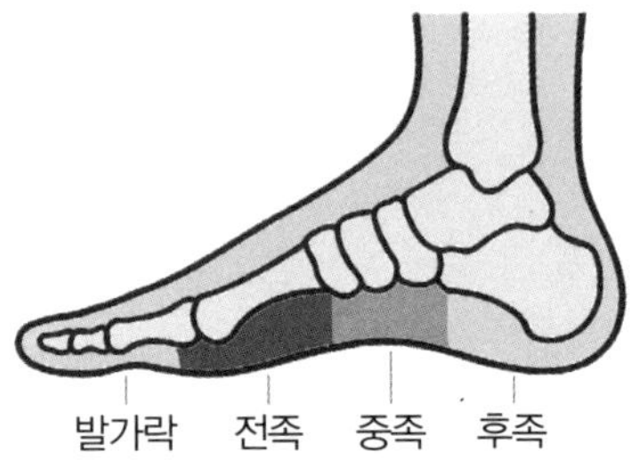

발의 중요한 특징 중 하나는 족궁이다. 족궁은 내측 종아치, 외측 종아치, 횡아치로 이루어져 있으며, 체중을 고르게 분산시키고 보행 시 충격을 흡수하는 역할을 한다. 아치의 구조는 형태적인 아름다움에 그치지 않고, 실제로 발의 기능성과 직접 연결되어 있다. 아치가 무너지거나 비정상적으로 발달하면 평발이나 족저근막염 같은 발 질환으로 이어질 수 있다.

근육과 힘줄 역시 발의 구조를 이해하는 데 핵심적인 요소이다. 발에는 내재근과 외재근이라는 2가지 종류의 근육이 존재한다. 내재근은 발 내부에 위치하며 발가락의 움직임을 조절하고, 외재근은 다리에서 시작하여 발까지 연결되어 발의 전체적인 안정성을 유지한다. 특히 발뒤꿈치와 종아리를 연결하는 아킬레스건은 발의 움직임에 가장 중요한 힘줄로, 달리기와 점프 같은 격렬한 동작에 핵심적인 역할을 한다.

발에는 신경과 혈관도 밀집해 있어 감각과 혈류를 담당한다. 발바닥에 분포된 신경은 우리가 지면을 느끼고 균형을 유지하는 데 도움을 주며, 혈관은 발의 조직에 산소와 영양을 공급해 건강을 유지한다. 발의 혈액순환이 원활하지 않으면 발뿐만 아니라 전신 건강에도 부정적인 영향을 미칠 수 있다.

[발의 기능적 역할]

발은 단순히 몸을 지탱하는 구조물이 아니라, 온몸의 하중을 분산시키고 이동을 가능하게 하는 핵심 기관이다. 서 있을 때 발은 신체 전체의 체중을 고르게 분산시켜 관절에 집중되는 압력을 줄이고, 걷거나 뛸 때는 지면으로부터 전해지는 충격을 흡수해 척추와 무릎, 고관절에 가해지는 부담을 완화한다.

이 과정에서 발은 일종의 완충 장치로 작동하며, 근육과 인대, 아치 구조가 서로 긴밀히 협력한다. 특히 발뒤꿈치에서 시작해 발가락으로 이어지는 유기적인 롤링 동작은 몸의 추진력을 만들어내며, 발가락의 굴곡과 펴짐은 에너지를 효율적으로 전달해 부드럽고 안정적인 이동을 가능하게 한다.

발의 기능은 이동에 국한되지 않는다. 균형 유지와 자세 제어 또한 발의 중요한 역할이다. 발바닥에는 수많은 감각 신경이 분포해 있어 지면의 경도, 경사, 질감 등을 실시간으로 감지한다. 이러한 정보는 뇌로 전달되어 자세 조정에 반영되고, 필요할 경우 근육의 긴장이나 중심 이동을 즉각적으로 조절한다. 발의 작은 흔들림 하나가 몸 전체의 균형과 직결되는 이유가 여기에 있다.

이 과정은 단순한 반사 작용이 아니라, 발·뇌·척추가 하나의 통합 시스템처럼 작동하는 정교한 협응 체계다. 발의 안정성이 무너지면 이는 곧 무릎, 허리, 어깨 등 온몸의 정렬 문제로 이어지고, 근골격계의 피로와 통증으로 확산될 수 있다. 따라서 발은 단지 신체의 끝이 아니라, 몸 전체 균형의 출발점이라 할 수 있다.

[발 건강의 중요성]

발은 우리 몸에서 가장 바쁘게, 그리고 가장 묵묵히 움직이는 부위 중 하나다. 온종일 체중을 지탱하고, 수천 번의 걸음마다 충격을 흡수하며, 균형을 유지한다. 하지만 대부분의 사람은 발의 존재를 거의 의식하지 못한 채 살아간다. 실제로 발은 신체의 말단이지만, 그 역할은 중심과도 같다. 발의 작은 불균형 하나가 무릎의 통증으로, 허리의 긴장으로, 그리고 결국 온몸의 피로로 이어질 수 있기 때문이다.

따라서 발의 구조와 기능을 이해하는 것은 단순히 발만을 위한 건강 관리가 아니라, 전신 건강의 기초를 다지는 일이다. 발이 제 기능을 다 하지 못하면 신체의 하중이 고르게 분산되지 못하고, 그 결과 무릎과 엉덩이, 척추, 심지어 어깨까지 불균형이 전이된다. 이런 연쇄적인 문제는 눈에 띄지 않게 서서히 진행되어, 어느 날 만성 통증이나 자세 불균형으로 나타난다. 발을 돌보는 일은 결국 몸 전체의 정렬을 바로잡고, 움직임의 효율을 회복하는 과정이다.

또한, 발은 인간의 생활습관과 신체 상태를 그대로 반영하는 거울이다. 오래 서 있는 사람의 발, 잘못된 신발을 신는 사람의 발, 운동 부족으로 근력이 떨어진 사람의 발은 각각 다른 신호를 보낸다. 발의 복잡하고 정교한 구조와 놀라운 기능은 우리가 매일 무심코 사용하는 신체 부위에 대한 새로운 인식을 제공한다. 발을 이해한다는 것은 신체 지식뿐만 아니라, 나 자신을 이해하는 일이다. 이를 통해 우리는 비로소 건강은 발끝에서 시작된다는 사실을 실감하게 될 것이다.

발바닥 아치

발바닥은 땅을 딛는 역할만 하는 것이 아니다. 발바닥 아치는 발의 구조적 안정성과 기능성을 결정짓는 핵심적인 요소다. 이 아치는 체중을 분산시키고 충격을 흡수하며, 몸의 균형을 유지하는 데 필수적인 역할을 한다. 발바닥 아치가 제 기능을 다 하지 못하면 발뿐만 아니라 신체 전반에 다양한 문제가 발생할 수 있다. 발바닥 아치의 역할과 건강이 우리 몸에 어떤 영향을 미치는지 자세히 살펴보자.

[발바닥 아치의 구조와 역할]

발바닥에는 단순히 굽은 모양 이상의 정교한 구조가 숨어 있다. 이 아치는 크게 내측 종아치, 외측 종아치, 그리고 횡아치로 나뉜다.

먼저 내측 종아치는 발 안쪽을 따라 형성된 가장 높은 곡선으로, 우리 몸의 하중을 분산시키는 데 핵심적인 역할을 한다. 이 아치는 걸을 때마다 지면의 충격을 흡수하고, 탄력 있게 도로 튀어 오르며 움직임의 리듬을 만들어낸다. 내측 종아치가 무너지면 평발이 되어 발의 피로감이 급격히 커지고, 무릎과 허리까지 불균형이 이어진다.

반대로 외측 종아치는 발 바깥쪽을 따라 위치해 낮고 단단한 형태를 띤다. 이 부분은 체중을 지탱하며 발의 안정성을 높여주는 구조물이다. 내측 종아치가 충격을 흡수한다면, 외측 종아치는 받쳐주는 기둥 역할을 해 발이 쏠리거나 흔들리지 않도록 한다. 균형 잡힌 걸음걸이와 안정적인 서 있는 자세는 바로 이 외측 아치의 지지력 덕분이다.

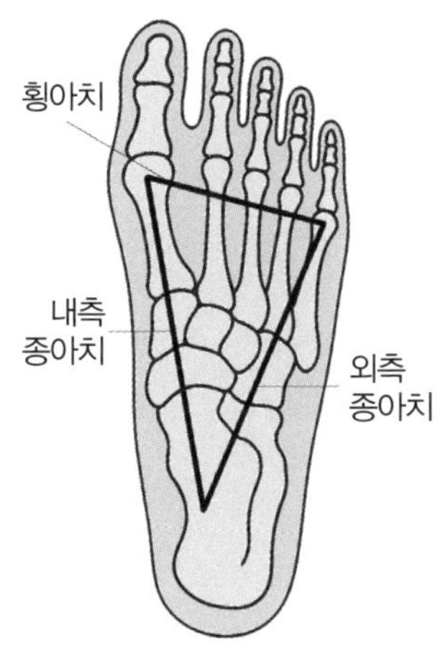

마지막으로 횡아치는 발의 중앙부를 가로지르는 구조로, 발의 유연성과 균형 조절을 담당한다. 횡아치는 단독으로 존재하지 않고, 발가락뼈·중족골·인대가 유기적으로 연결되어 만들어진다. 이 덕분에 발은 지면의 형태나 경사도에 맞춰 미세하게 변형되며 다양한 환경에서도 안정적으로 움직일 수 있다.

이 3가지 아치는 서로 유기적으로 작용하며 발 전체를 하나의 완벽한 구조물로 만든다. 걷거나 뛸 때마다 발은 체중의 1.5배에서 많게는 3배에 달하는 힘을 받는다. 이 순간 발바닥 아치는 마치 스프링처럼 작용해 그 충격을 부드럽게 흡수하고 고르게 분산시킨다. 아치의 탄력은 단순한 완충이 아니라, 몸 전체의 충격 관리 시스템이라 할 수 있다. 발의 아치가 탄탄하면 무릎과 척추의 부담이 줄고, 장시간 서 있거나 걸을 때도 피로감이 훨씬 적다.

또한, 발바닥 아치는 균형 유지의 핵심이다. 지면과의 접촉을 통해 압력을 감지하고, 그 미세한 변화에 따라 근육과 신경이 반응한다. 이때 아치의 높낮이와 탄성이 조화를 이루면 우리 몸은 중심을 잃지 않고 자연스럽게 균형을 잡는다.

결국, 세 아치는 단순한 해부학적 구조가 아니라 인체의 하중 분배와 균형, 움직임의 효율을 통합적으로 조절하는 생체 장치인 셈이다.

[발바닥 아치 건강이 미치는 영향]

발바닥 아치의 건강 상태는 단순히 발의 문제로 끝나지 않는다. 이 작은 곡선 하나가 무너질 때, 그 여파는 온몸으로 퍼진다. 아치가 인체의 하중을 흡수하고 분산하는 기능을 잃으면 걸음걸이의 리듬이 깨지고, 관절과 근육의 균형이 흐트러진다. 결국, 발의 문제는 무릎·골반·척추로 이어지며, 만성 통증과 피로감, 그리고 자세 불균형의 근본 원인이 된다.

가장 대표적인 예가 평발이다. 평발은 아치가 무너져 발바닥이 지면에 거의 완전히 닿는 상태를 말한다. 이때 발은 충격을 흡수하는 능력을 잃고, 체중이 한쪽으로 쏠리면서 발 안쪽 근육이 과도하게 긴장한다. 그 결과, 발바닥의 피로가 빠르게 누적되고, 시간이 지나면 다리·무릎·허리에 통증이 생긴다. 특히 장시간 서 있거나 걷는 사람에게 평발은 단순한 불편함을 넘어, 피로 누적형 근골격계 질환으로 이어질 수 있다. 심하면 발목이 안쪽으로 꺾이는 과내전 현상이 생겨 보행 습관 자체가 변형되기도 한다.

반대로 요족은 그 반대의 문제를 낳는다. 요족은 아치가 지나치게 높아, 발의 중앙이 거의 지면과 닿지 않는 형태다. 이 구조는 균형 유지가 어렵게 만들고, 발뒤꿈치와 발가락에 압력이 집중된다. 요족을 가진 사람은 걷는 동안 지면 충격을 흡수하지 못해 발바닥 통증을 자주 느끼며, 심한 경우 갈퀴 발가락 등의 발가락 변형, 발목 불안정, 심지어 무릎·허리 통증까지 이어질 수 있다. 요족은 보기에는 탄탄해 보이지만, 실제로는 충격 분산 능력이 떨어진 딱딱한 발이라 할 수 있다.

이처럼 평발과 요족은 서로 다른 형태의 문제지만, 공통적으로 전신 균형의 붕괴를 불러온다. 발의 구조적 불균형은 보행 패턴을 바꾸고, 골반과 척추의 정렬을 미세하게 뒤틀며, 결국 체중이 한쪽으로 편중되는 악순환을 만든다. 이 과정이 장기화되면 무릎 관절염, 허리 디스크, 골반 비대칭, 어깨 불균형 같은 문제가 연쇄적으로 발생할 수 있다.

발바닥 아치는 단순한 해부학적 형태가 아니라, 인체 구조 전체의 균형추 역할을 한다. 아치가 건강할 때 몸은 부드럽게 움직이고, 서 있을 때도 하중이 고르게 분산되어 피로가 덜하다. 하지만 아치가 무너지면 그 영향은 발끝에서 머리끝까지 전해진다. 결국, 발은 신체의 기초공사와도 같아서, 이 기초가 흔들리면 그 위에 세워진 몸 전체의 구조가 불안정해진다. 건강의 시작점을 찾고자 한다면, 먼저 발바닥의 곡선을 들여다보는 것이 현명하다.

발의 근육과 힘줄

발은 우리가 서고, 걷고, 뛰는 모든 움직임에서 중요하다. 그 중심에는 발의 근육과 힘줄이 있다. 발의 근육과 힘줄은 발의 움직임을 조절할 뿐만 아니라, 발의 구조를 지탱하며 균형과 안정성을 유지하는 데 핵심적인 역할을 한다. 발의 근육과 힘줄을 이해하는 것은 건강한 발을 유지하고, 나아가 신체 전반의 균형과 움직임을 개선하는 데 매우 중요하다.

[내재근]

내재근은 발 내부에서 시작해 발 내부에서 끝나는 작은 근육들이다. 이 근육들은 우리 눈에 보이지 않지만, 발의 정밀한 움직임을 만들어내는 조율자 역할을 한다. 예를 들어 발가락을 오므리거나 펴는 동작, 지면을 움켜쥐는 힘, 균형을 잡기 위한 미세한 조정까지 이 모든 것을 내재근이 담당한다.

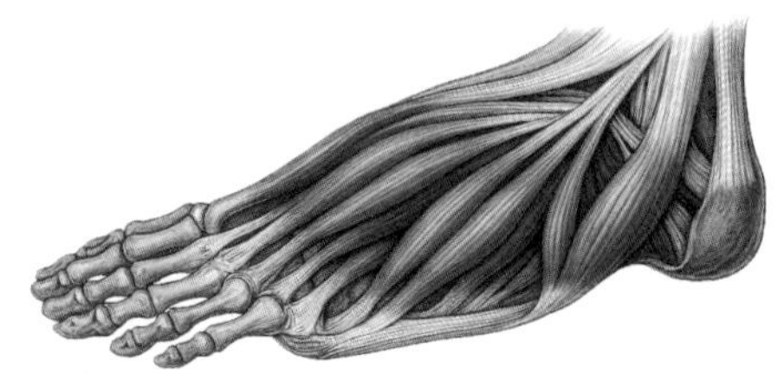

내재근은 크게 발등근(Dorsal Group)과 발바닥근(Plantar Group)으로 나뉜다. 발바닥근에는 단무지굴근, 충양근, 소지외전근 등 10개가 넘는 근육이 존재하며, 이들이 함께 작용해 발의 아치 구조를 유지하고 충격을 흡수한다. 걷거나 뛸 때 발바닥이 지면에 닿는 순간, 내재근은 아치가 무너지지 않도록 즉각적으로 긴장한다. 이 덕분에 발은 단단하지만 동시에 유연하게 움직일 수 있다.

내재근이 약화되면 아치가 무너지고, 발이 쉽게 피로해진다. 장시간 서 있거나 잘못된 신발을 신을 때 생기는 통증 대부분은 사실 내재근의 피로와 밀접한 관련이 있다. 따라서 내재근을 강화하는 발가락 운동, 예를 들어 수건 잡기, 발가락 펴기 등은 발 건강 유지의 가장 기본적인 방법이 된다.

[외재근]

외재근은 하퇴부, 즉 종아리와 정강이 부위에서 시작해 긴 힘줄을 따라 발로 이어지는 근육들이다. 대표적으로 전경골근, 후경골근, 장비골근, 장지신근, 장무지굴근 등이 있다. 이들은 발목을 들어 올리고(배측굴곡), 내리고(저측굴곡), 발을 안쪽·바깥쪽으로 회전시키며, 보행의 리듬을 만들어낸다.

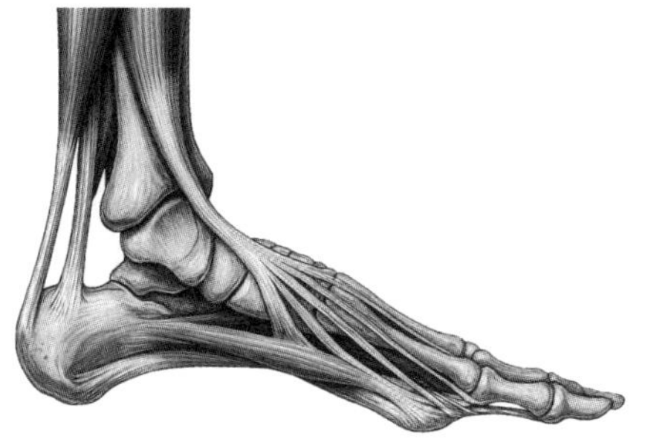

예를 들어 전경골근은 발을 들어 올려 발끝이 땅에 끌리지 않게 해주고, 후경골근은 발의 내측 아치를 지탱하며 무너짐을 방지한다. 또한, 장비골근은 발을 바깥쪽으로 돌려 균형을 유지하고, 장무지굴근은 엄지발가락의 추진력을 만들어낸다. 이처럼 외재근은 발 전체의 큰 움직임, 즉 동력을 담당하며 보행, 달리기, 점프 등 에너지 소비가 큰 동작에 관여한다.

외재근이 약해지면 발목의 안정성이 떨어지고, 지면과 닿을 때 흔들림이 생겨 부상 위험이 커진다. 반대로 외재근이 지나치게 긴장하면 발이 딱딱해지고, 유연성이 떨어져 피로가 쉽게 쌓인다. 따라서 외재근과 내재근의 균형적 강화가 발 건강의 핵심이다.

[발의 근육과 힘줄의 구조]

발의 움직임은 단순한 근육 수축이 아니라, 근육과 힘줄이 정교하게 연결된 협응 체계다. 근육이 수축할 때 힘줄은 그 에너지를 저장하고, 이후 되돌릴 때 스프링처럼 반발력을 제공한다. 이 원리가 바로 에너지 절약형 보행을 가능하게 한다. 즉, 근육이 직접 힘을 내는 것보다 힘줄의 탄성 반동으로 발이 더 효율적으로 움직이는 것이다.

예를 들어 달릴 때, 아킬레스건은 순간적으로 몸무게의 6배까지 하중을 견딘다. 이때 근육과 힘줄이 완벽히 조화를 이루면 발은 놀라울 정도로 가볍고 부드럽게 반응한다. 하지만 이 균형이 깨지면 힘줄염, 족저근막염, 발목염좌 같은 각종 통증이 발생한다.

[발 근육과 힘줄의 역할]

발의 내재근과 외재근, 그리고 이들을 연결하는 힘줄은 정확성(내재근)과 힘(외재근)의 완벽한 조화를 통해 우리가 걷고 달리는 모든 순간을 가능하게 한다. 이 두 근육 그룹이 균형을 지킬 때 발은 피로하지 않고, 아치는 건강하게 유지된다. 결국, 발의 근육은 단순히 움직임을 위한 것이 아니라, 몸 전체를 떠받치는 섬세한 근육 건축물이라 할 수 있다.

구조 지지

발의 근육과 힘줄은 움직임을 돕는 기관일 뿐만 아니라, 발 전체의 골격을 지탱하는 구조적 토대다. 이들은 발의 26개 뼈와 33개의 관절을 안정적으로 연결하며, 무너짐 없이 체중을 지탱하도록 돕는다.

특히 족저근막과 내재근은 발바닥 아치의 탄력을 유지하는 핵심이다. 족저근막은 발뒤꿈치에서 발가락 끝까지 이어지는 두꺼운 섬유 띠로, 지면으로부터 오는 충격을 분산시키며 발의 스프링 역할을 한다. 내재근은 발 내부 깊숙이 자리 잡은 작은 근육들이며, 이들은 발가락의 움직임을 미세하게 조절하고 아치의 형태를 유지한다.

발의 구조적 안정성은 결국 이 근육들과 힘줄의 긴장과 협력으로 만들어진다. 이 균형이 무너지면 평발이나 요족 같은 변형이 생기고, 체중이 비대칭적으로 실리며 무릎·허리 통증으로 이어진다. 즉, 근육과 힘줄은 발의 형태를 유지하는 존재가 아니라 끊임없이 조정하며 균형을 잡는, 살아 있는 구조물이라 할 수 있다.

충격 흡수

걷거나 뛸 때 발은 지면으로부터 반복적인 충격을 받는다. 그 때마다 근육과 힘줄은 자연스러운 완충 장치로 작동한다. 발뒤꿈치가 닿는 순간에는 외재근과 족저근막이 긴장해 하중을 흡수하고, 중족부를 지날 때는 아치가 스프링처럼 눌렸다가 다시 복원되며 그 에너지를 다음 걸음으로 전달한다.

이 과정에서 발의 유연성과 강도, 두 요소가 조화를 이뤄야 무릎과 척추에 가해지는 부담이 최소화된다. 예를 들어 근육이 지나치게 약하면 충격이 그대로 관절로 전달되고, 반대로 근육이 과도하게 뭉치면 유연성이 사라져 발의 스프링 작용이 떨어진다. 이 미묘한 균형이 발의 피로도를 좌우한다. 건강한 발은 단단함보다 탄력을 가진다. 충격을 튕겨내지 않고 부드럽게 받아내는 능력이 바로 발 근육과 힘줄의 진정한 역할이다.

균형 유지

발 근육과 힘줄은 지면의 변화에 즉각 반응하며 몸 전체의 균형을 조절한다. 우리가 평평한 바닥은 물론 경사진 길이나 울퉁불퉁한 길에서도 쉽게 중심을 잃지 않는 이유가 여기에 있다. 특히 발바닥 내재근과 족저근막은 발바닥의 감각 수용기와 연결되어 지면의 기울기나 단단함을 감지하고 근육의 긴장도를 자동으로 조정한다.

예를 들어 오른발이 살짝 기울어지면 왼발의 근육과 힘줄이 미세하게 수축해 몸의 중심을 되돌린다. 이 반응은 무의식적으로 이루어지며, 발이 뇌보다 먼저 움직인다는 표현이 나올 정도로 정교하다.

이처럼 발 근육과 힘줄은 단순히 서 있는 구조물이 아니라, 몸 전체의 균형을 지키는 즉각 반응형 감각기관이라 할 수 있다. 균형 유지 능력이 떨어지면 작은 흔들림에도 몸이 크게 반응하고, 노화나 근력 저하로 인한 낙상 위험도 커진다. 따라서 발의 감각과 근육 반응 속도를 유지하는 것이 곧 전신 안정성의 핵심이다.

움직임 조절

발은 걷는 기관일 뿐만 아니라 앞으로 나아가고, 방향을 바꾸고, 속도를 조절하며, 심지어 제자리에서 미세하게 중심을 이동시키는 등 수많은 복합적 동작을 수행한다. 이 복잡한 움직임의 배후에는 근육과 힘줄의 정밀한 협력이 있다. 전경골근이 발을 들어 올리면 후경골근은 그 반대 방향으로 당겨 균형을 잡고, 비골근은 바깥쪽 회전을 조절하며 발이 기울지 않도록 방어한다. 이처럼 근육과 힘줄이 서로 견제와 협력을 반복하며 하나의 유기체처럼 움직인다.

운동 중에도 발의 근육은 순간적인 방향 전환, 착지, 가속·감속 등 모든 움직임의 중심에 있다. 만약 근육과 힘줄이 타이밍을 놓치면 발목염좌나 인대 손상 같은 부상이 생긴다. 반대로 근육의 협응이 정확하면, 발은 놀라울 만큼 부드럽고 안정적으로 작동한다. 결국, 발의 움직임은 근력의 결과이며, 근육과 힘줄이 함께 만들어내는 지능적 움직임의 언어다. 이들이 조화를 이룰 때, 비로소 몸 전체가 자유롭고 효율적으로 움직인다.

[발 근육과 힘줄 건강이 미치는 영향]

발의 근육과 힘줄이 약화되거나 손상되면 발과 관련된 다양한 문제가 발생할 수 있다. 대표적인 예로는 족저근막염이 있다. 이는 족저근막에 과도한 부담이 가해지면서 염증과 통증을 유발하는 질환이다. 족저근막염은 주로 발바닥 근육과 힘줄의 피로와 약화로 인해 발생한다. 또한, 아킬레스건염은 과도한 운동이나 반복적인 스트레스가 아킬레스건에 염증을 일으키는 질환으로, 심한 경우 힘줄이 파열될 수도 있다.

발 근육과 힘줄의 문제는 발 자체의 통증으로 그치지 않고, 무릎, 엉덩이, 척추 등 온몸에 영향을 미칠 수 있다. 발은 우리 몸의 기초이기 때문에, 이 기초가 흔들리면 온몸의 균형과 안정성이 무너질 수 있다.

발의 관절과 유연성

발은 작고 단단해 보이지만, 그 안에는 정교한 메커니즘과 유기적인 움직임의 시스템이 숨어 있다. 인체 전체를 지탱하면서도 유연하게 반응하는 발의 비밀은 바로 관절의 조화로운 움직임에 있다. 발에는 26개의 뼈와 33개의 관절, 그리고 100개가 넘는 근육·힘줄·인대가 얽혀 있다. 이 구조들이 서로 협력하며, 단단한 지지력과 부드러운 유연성을 동시에 만들어낸다.

[발의 관절 구조와 역할]

발의 관절은 크게 세 영역으로 나눌 수 있다. 먼저 발목 관절, 즉 거퇴 관절은 발과 다리를 연결하는 가장 중요한 관절로, 걷거나 뛸 때 몸의 하중을 흡수하고 움직임의 방향을 결정한다.

이 관절이 건강해야 체중이 자연스럽게 분산되고, 발 전체가 지면과 부드럽게 접촉할 수 있다.

그 아래에는 중족골·거골·주상골 등으로 이루어진 복합 관절인 중족·족근 관절이 있다. 이 부위는 발의 아치를 형성하며, 지면 상태에 따라 미세하게 형태를 바꿔 안정성을 유지한다. 예를 들어 울퉁불퉁한 길이나 경사진 곳에서도 이 관절들이 미세하게 움직이며 체중 중심을 조절한다.

마지막으로 발가락 관절, 즉 지절 관절은 우리 몸에서 가장 작지만 정밀한 조정이 가능한 부위다. 이 관절들이 굽혀지고 펴지며 균형을 잡아주고, 걸음의 마지막 단계에서 추진력을 만들어낸다. 발가락 하나의 움직임이 걷는 리듬을 결정짓는 이유가 여기에 있다.

[발 유연성의 중요성]

발의 유연성은 단순히 잘 구부러진다는 의미가 아니다. 이는 뼈·관절·근육·힘줄이 서로의 움직임을 섬세하게 흡수하고 조정하는 능력을 말한다. 유연성이 좋은 발은 지면 충격을 부드럽게 받아내며, 균형을 잃었을 때도 빠르게 회복할 수 있다. 반면, 유연성이 떨어진 발은 충격을 흡수하지 못해 관절과 근육에 피로가 쌓이고, 통증이 쉽게 발생한다.

유연성은 나이가 들수록 자연스럽게 감소하지만, 스트레칭과 발목 운동, 맨발 걷기 등을 통해 충분히 유지할 수 있다. 예를 들어 발목을 천천히 회전시키거나, 발가락을 구부렸다 펴는 간단한 동작만으로도 관절의 윤활액 분비가 촉진되고, 근육과 인대의 긴장이 완화된다.

[관절 건강과 유연성을 해치는 요인]

발의 관절과 유연성을 지키는 첫걸음은 과도한 압박이나 고정에서 벗어나게 하는 것이다. 굽이 높거나 발볼이 좁은 신발은 관절의 자연스러운 움직임을 제한하고, 결국 발의 유연성을 떨어뜨린다. 적당한 쿠션감과 충분한 공간을 가진 신발을 선택해 발이 스스로 움직일 여유를 갖게 하는 것이 중요하다.

또한, 하루 중 일정 시간을 맨발로 보내는 것도 도움이 된다. 맨발 걷기는 발바닥 감각을 회복시키고, 관절과 근육의 협응 능력을 높여준다. 단, 딱딱한 바닥보다는 흙길이나 잔디처럼 완충력이 있는 지면이 이상적이다.

결국, 발의 유연성은 단순한 편안함의 문제가 아니라, 몸 전체의 움직임과 균형을 조율하는 근본적인 건강의 척도다. 발이 부드럽게 움직일 때, 몸은 가볍고 자유롭다. 따라서 발의 관절과 유연성을 꾸준히 관리하는 것은 온몸의 활력과 젊음을 유지하는 가장 실질적인 방법이라 할 수 있다.

발바닥 감각

발바닥의 면적은 인체의 8%에 불과하지만, 23%의 신경이 분포되어 있을 정도로 매우 민감하며, 우리 몸의 균형과 안정성을 유지하고, 이동할 때 효율적인 동작을 가능하게 한다. 발바닥 감각은 몸 전체의 건강과 깊이 연관되어 있으며, 발바닥 감각이 손상되거나 저하되면 전신 건강에도 영향을 미칠 수 있다. 발바닥 감각의 역할과 중요성을 이해하고 이를 유지하는 방법을 살펴보자.

[발바닥 감각의 역할]

발바닥은 몸의 끝부분일 뿐만 아니라, 온몸의 균형과 움직임을 통제하는 감각 센터라 할 수 있다. 그 표면에는 수천 개의 감각 수용체(Sensory Receptor)가 분포되어 있으며, 이들은 압력, 진동, 온도, 통증, 촉감 등 다양한 자극을 감지한다. 이 미세한 정보들은 발신된 신경 신호를 통해 뇌와 척수로 전달되고, 뇌는 그 데이터를 바탕으로 신체의 위치를 실시간으로 조정한다. 결국, 발바닥은 단순한 받침대가 아니라, 지면과 신경계를 연결하는 통신 장치인 셈이다.

[감각 수용체의 작동 원리]

발바닥에는 여러 유형의 감각 수용체가 존재한다. 예를 들어 기계 수용기(Mechanoreceptor)는 압력과 진동을 감지하며, 지면의 질감이나 딱딱함을 인식하게 한다. 온도 수용기(Thermoreceptor)는 바닥의 차가움과 따뜻함을 구분해 체온 유지 반응을 조절한다. 통증 수용기(Nociceptor)는 과도한 자극이나 부상을 감지해 보호 반응을 유도한다.

이렇게 수집된 정보는 발바닥 → 말초신경 → 척수 → 뇌, 특히 소뇌와 감각 피질로 전달된다. 이 신호 체계 덕분에 우리는 눈을 감고도 몸의 균형을 유지할 수 있다. 즉, 발바닥 감각은 보이지 않는 시야와도 같아서, 시각에 의존하지 않고도 공간 속에서 자신을 인식하게 해준다.

[발바닥 감각이 만드는 움직임의 정밀함]

걷거나 뛸 때 발바닥은 지면과 끊임없이 소통한다. 딱딱한 아스팔트, 미끄러운 타일, 부드러운 잔디 등의 각 지면은 발바닥 수용체에 다른 신호를 보낸다. 이 정보를 받은 뇌는 즉시 무릎의 굽힘 각도, 발목의 기울기, 몸통의 중심 이동을 미세하게 조정한다. 이 덕분에 우리는 넘어지지 않고 부드럽게 이동할 수 있다.

발바닥 감각이 둔해지면 이러한 조정이 지연된다. 발의 착지 타이밍이 어긋나고, 균형을 잃기 쉬우며, 에너지 효율도 급격히 떨어진다. 특히 신발을 장시간 착용하거나, 쿠션이 너무 두꺼운 신발을 자주 신으면 발바닥 감각 수용체가 자극을 덜 받아 감각 둔화가 일어나기 쉽다. 그 결과, 지면을 느끼는 능력이 떨어져 피로감이나 불안정한 보행으로 이어질 수 있다.

[균형 유지와 낙상 예방]

발바닥 감각은 균형 유지에 필수적인 피드백 시스템이다. 감각 수용체는 체중이 어느 부분에 실리는지를 끊임없이 모니터링하고, 중심이 한쪽으로 쏠리면 발의 근육과 신경이 즉각 반응해 자세를 바로잡는다. 특히 나이가 들수록 이 감각 피드백의 속도가 느려지는데, 그 결과 중심을 잃고 넘어지는 사고가 늘어난다. 따라서 발바닥 감각을 유지·강화하는 것은 노년기 낙상 예방의 핵심 전략이기도 하다.

감각을 회복하는 방법은 생각보다 단순하다. 맨발 걷기, 모래나 잔디 위에서의 보행, 발바닥 마사지, 공 굴리기 운동 등은 수용체를 자극해 신경 반응 속도를 높인다. 또한, 하루 중 일정 시간 신발을 벗고 지면과 직접 접촉하는 습관은 발의 감각을 되살리는 가장 자연스러운 방법이다.

[감각과 몸의 통합]

결국, 발바닥 감각은 단순한 촉각이 아니라, 몸 전체의 균형과 움직임을 조율하는 통합 감각이다. 감각이 예민할수록 몸의 반응 속도는 빨라지고, 균형과 에너지 효율은 높아진다. 반대로 감각이 둔하면, 몸은 불필요한 힘을 더 쓰고 피로가 쌓인다. 발은 우리 몸이 세상과 만나는 첫 번째 접점이다. 따라서 발바닥 감각을 유지하고 단련하는 일은 몸의 언어를 되찾는 일이며, 균형·집중·활력의 출발점이 된다.

[발바닥 감각이 건강에 미치는 영향]

발바닥 감각은 보행의 효율성뿐만 아니라 전신 건강에도 큰 영향을 미친다. 감각이 저하되거나 손상되면 우리의 움직임과 자세가 바뀌고, 이는 관절과 척추에 과도한 부담을 줄 수 있다.

발바닥 감각이 저하되면 균형 감각이 약화되고, 이는 낙상의 위험을 증가시킨다. 특히 고령자에게는 발바닥 감각의 저하가 더욱 심각한 문제로 다가온다. 나이가 들수록 발의 감각 신경이 둔화되거나 손상되기 쉬운데, 이는 넘어짐으로 인한 부상의 주요 원인이 된다. 발바닥 감각이 정상적으로 작동하지 않으면 뇌는 지면에서의 신호를 제대로 받지 못하고, 이는 곧 신체 중심의 불안정으로 이어진다.

발바닥 감각은 또한 온몸의 신경 시스템과 깊이 연결되어 있다. 발바닥에 전달되는 진동이나 자극은 뇌와 척추신경에 영향을 미치며, 이러한 신호가 제대로 전달되지 않으면 신경계 전반의 기능이 저하될 수 있다. 이는 신체의 반응 속도와 균형 유지 능력을 약화시켜 일상생활에서의 움직임을 어렵게 만든다.

발바닥 감각은 우리 몸이 세상과 만나는 첫 번째 통로이자, 움직임의 시작점이다. 이 감각이 둔해지면 발의 문제로 끝나지 않고, 균형·보행·에너지 효율까지 영향을 미친다. 따라서 발바닥 감각을 유지하고 강화하기 위해서는 지속적인 자극과 세심한 관리가 필요하다.

[발바닥 자극 운동]

가장 기본적이면서도 효과적인 방법은 발바닥 자극 운동이다. 이는 특별한 장비 없이도 일상에서 실천할 수 있다. 예를 들면 테니스공이나 마사지 볼을 발바닥 아래에 두고 천천히 굴리기, 매트·나무·잔디·모래 등 다양한 질감의 표면 위를 맨발로 걷기, 수건이나 신문지를 발가락으로 집어 올리기 등이다. 이처럼 단순한 동작들이 발바닥의 감각 수용체를 자극하고, 신경의 반응 속도와 민감도를 높여준다.

특히 맨발로 잔디나 모래 위를 걷는 것은 발 감각을 되살리는 훌륭한 방법이다. 지면의 미묘한 기울기나 온도 차, 표면의 거칠기가 발바닥 신경을 다양한 방식으로 자극해 감각 적응력을 향상시킨다. 다만 콘크리트나 아스팔트처럼 딱딱한 바닥에서는 오히려 충격이 크므로, 자연스러운 지면을 선택하는 것이 좋다.

[신발 선택과 착용 습관]

적절한 신발 착용은 발바닥 감각을 유지하는 또 하나의 핵심이다. 지나치게 단단하거나 쿠션이 과도한 신발은 지면으로부터 오는 자극을 차단해 감각을 둔화시킨다. 때로는 비바미 신발과 같은 최소한의 충격 흡수 기능을 하면서, 발이 가진 본래의 유연성과 지지력을 되살려주는 신발을 착용하는 것도 좋다. 그리고 발의 움직임을 자연스럽게 허용하는 형태를 고르는 것이 중요하다.

가능하다면 하루 중 일정 시간은 신발을 벗고 맨발로 지내는 것도 좋다. 집 안에서 맨발로 서거나 걷는 시간은 감각 신경을 활성화하고, 근육과 인대의 반응성을 되살리는 데 도움이 된다.

[감각의 회복과 전신 건강]

요컨대 발바닥 감각은 단지 발의 감각이 아니라, 몸 전체의 균형과 안정성을 조율하는 핵심 요소다. 발바닥이 예민하게 반응할수록 움직임은 더 정교해지고, 근육의 협응력도 향상된다. 반대로 감각이 무뎌지면 몸의 중심이 흔들리고, 작은 걸음 하나에도 불필요한 에너지가 소모된다.

발은 우리의 기초이며, 그 기초를 건강하게 지키는 첫걸음은 바로 발바닥 감각을 단련하고 회복하는 일이다. 매일 5분의 자극 운동, 올바른 신발 선택, 정기적인 점검. 이 3가지가 꾸준히 이어질 때, 비로소 우리는 땅을 제대로 느끼는 발을 되찾을 수 있다.

발의 균형 감각과 운동능력의 관계

발은 몸을 지탱하고 움직인다. 우리 몸의 균형 감각과 운동능력의 중심에 서 있으며, 이 2가지 요소는 신체 전반의 움직임과 안정성을 결정짓는다. 균형 감각과 운동능력은 서로 밀접하게 연결되어 있으며, 발이 이 관계에서 어떻게 작용하는지 이해하는 것은 발 건강뿐 아니라 온몸의 움직임을 개선하는 데 핵심적이다.

[발의 균형 감각이란?]

발바닥은 지면을 감지하고, 신체의 균형을 유지한다. 발에는 많은 신경 말단과 감각 수용체가 분포되어 있어, 지면의 변화와 압력의 이동을 실시간으로 감지하고 이를 뇌와 신경계에 전달한다. 발바닥에서 전달된 정보는 몸의 자세와 중심을 조정하는 데 사용되며, 우리가 서 있거나 걷거나 뛰는 동안 균형을 유지하도록 돕는다.

예를 들어 불안정한 표면 위에서 균형을 유지하려고 할 때, 발바닥의 감각은 지면의 기울기와 상태를 즉각적으로 파악해 신체가 그에 적응하도록 지시한다. 이 과정은 우리가 자각하지 못하는 순간에도 이루어지며, 발이 신체 균형의 기초임을 보여준다. 만약 발의 균형 감각이 저하되면 중심을 잃기 쉽고 낙상의 위험이 증가하며, 나아가 움직임의 효율성이 떨어질 수 있다.

[발의 균형 감각과 운동능력의 연결]

운동능력은 근력이나 유연성만으로 이루어지지 않는다. 운동능력의 핵심은 균형과 조화로운 움직임에 있으며, 이는 발의 균형 감각과 밀접하다. 발의 균형 감각은 신체의 중심을 안정적으로 유지하는 데 도움을 주며, 이를 통해 더 정확하고 효율적인 운동이 가능해진다.

예를 들어 한쪽 다리로 서 있는 간단한 동작을 떠올려 보자. 이 동작은 단순히 다리 근육만으로 이루어지지 않는다. 발바닥은 체중이 어느 부위에 집중되고 있는지 실시간으로 감지하고,

발목과 무릎, 엉덩이의 작은 움직임을 조정해 균형을 유지한다.

이런 과정이 없다면 몸은 중심을 잃고 금세 넘어질 것이다. 이는 축구 선수나 발레리노처럼 균형과 정교한 움직임이 요구되는 활동에서 더욱 두드러진다. 발의 균형 감각이 부족하면 동작의 정확성과 안정성이 떨어지고, 부상의 위험이 증가한다.

[발 균형 감각의 결핍이 운동능력에 미치는 영향]

균형 감각이 저하된 사람들의 사례를 보면, 발의 역할이 얼마나 중요한지 알 수 있다. 대표적인 예로 당뇨병성 신경병증 환자들은 발바닥의 감각을 잃으면서 균형을 유지하기 어려워지고, 보행 패턴이 크게 변한다. 이로 인해 낙상 위험이 증가하며, 신체 활동이 줄어드는 악순환이 반복된다. 발의 균형 감각은 안정성을 제공하며, 운동능력의 기초가 되는 요소임을 보여준다.

또 다른 사례로는 노화로 인해 균형 감각이 저하된 고령자를 들 수 있다. 나이가 들수록 발의 감각 수용체와 신경 말단이 약화되면서 균형 유지가 어려워진다. 이런 변화는 일상적인 동작에서도 불안정성을 초래하며, 운동능력의 전반적인 저하로 이어진다. 균형 감각이 약해지면 걷기나 계단 오르내리기 같은 간단한 동작조차도 부상 위험이 커질 수 있다.

[발 균형 감각을 강화하는 방법]

발의 균형 감각을 강화하기 위해서는 꾸준한 자극과 훈련이 필요하다. 간단한 방법은 맨발로 다양한 표면을 걷는 것이다. 잔디, 모래, 또는 작은 돌 위를 걸으면 발바닥의 감각 수용체가 활성화되고 균형 감각이 개선된다. 또한, 발가락으로 작은 물건을 집어 들거나, 한 발로 서서 균형을 잡는 운동은 발의 감각과 균형 조절 능력을 향상하는 데 효과적이다.

전문적인 운동으로는 밸런스 보드나 트램펄린을 활용한 훈련이 있다. 이러한 도구를 사용하면 발바닥 감각과 신체 균형을 동시에 훈련할 수 있다. 더 나아가 요가나 필라테스 같은 운동은 발의 균형 감각뿐 아니라 온몸의 균형과 유연성을 강화하는 데 도움을 준다.

요컨대 발은 균형과 운동능력의 중심이다. 발의 균형 감각이 제대로 작동하면 신체의 중심이 안정적으로 유지되고, 다양한 움직임이 더 효율적이고 정확하게 이루어진다. 반대로 발의 균형 감각이 저하되면 운동능력이 떨어지고 부상의 위험이 커진다. 균형 감각은 타고나는 것이 아니라, 꾸준한 관리와 훈련을 통해 유지되고 강화될 수 있다. 발은 우리 몸의 기초이며, 이 기초를 튼튼히 다지는 것은 건강하고 활기찬 삶을 위한 첫걸음이다.

발의 혈액순환

발은 심장에서 가장 먼 곳에 있어서 혈액 공급이 원활하게 이루어지기 어렵다. 심장에서 먼 위치라는 이유만으로도 발은 혈액순환에 취약한 부위로, 조금만 혈액순환이 저하되어도 발 건강뿐 아니라 몸 전체 건강에 큰 영향을 미칠 수 있다. 특히 중장년층에서는 혈관의 탄력이 떨어지고 혈액순환이 자연스럽게 둔화되기 시작해 발 건강 관리에 더욱 주의가 필요하다.

발의 혈액순환이 중요한 이유는 간단하다. 혈액은 산소와 영양소를 발 조직에 전달하고, 조직에서 발생한 노폐물을 제거하는 역할을 한다. 혈액이 원활하게 순환하지 않으면 발 조직은 필요한 영양과 산소를 충분히 공급받지 못하게 되고, 이는 조직의 손상, 염증, 통증 등을 초래할 수 있다.

예를 들어, 흔히 경험하는 발 저림이나 차가운 발은 혈액순환이 원활하지 않을 때 나타나는 대표적인 증상이다. 특히 나이가 들면서 나타나는 발 저림이나 냉증은 단순히 불편한 증상을 넘어 심각한 질병의 신호일 수 있다. 이러한 상태를 방치하면 조직 손상이나 궤양, 심지어 신경병증으로 이어질 수 있다.

특히 당뇨병 환자들에게 발 혈액순환 문제는 더 심각하다. 당뇨병으로 인한 혈관 손상은 발 혈액순환을 더욱 저해하여, 작은 상처라도 쉽게 낫지 않고 감염으로 악화되는 경우가 많다. 이 때문에 당뇨병 환자들은 발에 상처가 생기지 않도록 더욱 주의해야 하며, 발 혈액순환을 촉진하는 관리가 필수다.

발의 혈액순환이 나빠지면 근육과 인대도 영향을 받아 발의 피로감과 통증이 쉽게 나타난다. 발의 피로는 곧 온몸의 피로로 확대되기 마련이다. 발에 혈류가 부족하면 근육이 쉽게 피로해지고 근육 경련이 발생할 가능성도 커진다. 이로 인해 보행이나 일상생활의 움직임에 어려움을 겪고, 이는 전체적인 신체 활동을 제한하여 건강의 악순환을 초래한다.

혈액순환 문제는 또한 피부 건강과도 밀접한 관계가 있다. 발의 혈액순환이 부족하면 피부가 건조해지고 갈라지며, 상처가 쉽게 나거나 쉽게 낫지 않는 상태로 진행될 수 있다. 발의 피부가 갈라지고 건조해지면 감염의 위험성도 증가하며, 특히 고령자에게는 피부 궤양이나 염증 등의 더 심각한 문제로 이어질 가능성도 커진다.

그렇다면 발의 혈액순환을 개선하기 위해 무엇을 할 수 있을까? 첫 번째로 꾸준한 발 운동과 스트레칭이 필수적이다. 발목을 돌리거나 발가락을 움직이는 간단한 동작만으로도 혈액순환을 촉진할 수 있다. 발가락 운동이나 발바닥 마사지, 특히 따뜻한 물에 발을 담그는 족욕은 혈관을 확장시켜 혈류를 촉진하는 데 효과적이다.

또한, 발에 맞는 신발을 선택하는 것이 중요하다. 지나치게 꽉 조이는 신발은 혈액순환을 방해하며, 장시간 높은 굽을 신는 것도 발바닥과 발가락에 과도한 압력을 가해 혈류를 제한할 수 있다. 신발은 여유가 있으면서도 발의 형태에 맞고 적절한 아치 지지가 이루어지는 것이 좋다.

결국, 발의 혈액순환은 발 건강뿐 아니라 전신 건강과 밀접한 연관성을 가진다. 혈액순환이 원활해야 발이 건강하고, 발이 건강해야 신체 전체가 균형을 유지하고, 일상에서 활기찬 생활을 할 수 있다. 발의 혈액순환을 소홀히 하지 않고 꾸준히 관리하는 것이 우리 몸 전체를 위해 가장 현명한 건강 관리법임을 기억해야 한다.

발바닥 두께와 건강

발바닥은 우리가 서고 걷고 움직이는 동안 온몸의 체중을 지탱하는 중요한 역할을 한다. 발바닥 두께는 피부층의 두께로만 구성된 것이 아니라, 지방층, 근육, 힘줄 그리고 피부의 복합적인 구조로 이루어져 있다. 이러한 발바닥 두께는 발의 충격 흡수 능력, 균형 유지, 그리고 전신 건강에 큰 영향을 미친다. 발바닥 두께와 건강의 연관성을 이해하면, 발 관리를 통해 전반적인 건강을 개선하는 데 도움을 얻을 수 있다.

[발바닥 두께의 구성과 역할]

발바닥은 단순히 피부 한 겹으로 이루어진 평면이 아니다. 그 안에는 피부층, 지방층, 근막층이 층층이 쌓여 있어, 우리 몸의 체중을 분산시키고 외부 충격으로부터 발을 보호한다. 이 복합 구조 덕분에 발은 하루 수천 번의 걸음에도 쉽게 손상되지 않는다.

가장 바깥쪽은 각질층과 표피로 이루어진 피부층이다. 각질층은 외부 자극이나 마찰로부터 발을 보호하고, 수분 손실을 막아 피부의 탄력을 유지한다. 이 층은 특히 맨발로 생활하거나, 마찰이 잦은 신발을 신는 사람에게 두꺼워지는 경향이 있다.

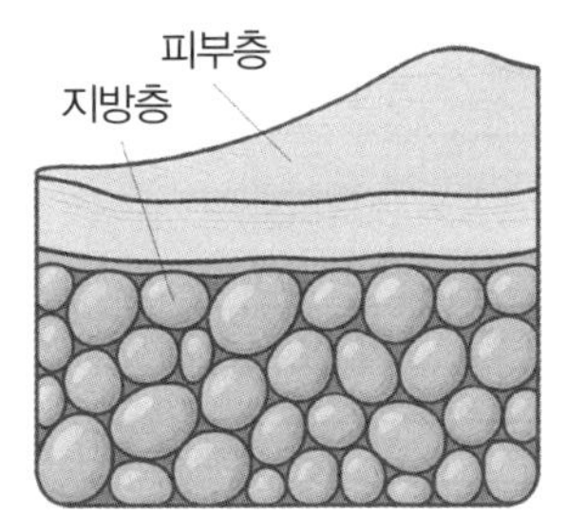

그 아래에는 진피층과 지방층이 자리 잡고 있다. 이 지방층은 발의 완충 장치로, 걸을 때나 뛸 때 지면으로부터 전달되는 충격을 흡수한다. 발뒤꿈치와 발가락 밑에 집중적으로 분포한 지방 패드는 충격을 분산시켜 뼈와 관절이 직접적인 압력을 받지 않도록 한다.

이 지방층은 단순한 쿠션이 아니라, 수많은 섬유성 격막(Fibrous Septa)으로 나뉘어 있으며, 이 구조가 충격을 여러 방향으로 흩어지게 한다. 즉, 발은 스프링처럼 눌렸다가 되돌아오는 탄성 장치를 내장한 셈이다. 이 구조 덕분에 발은 단단하지만 동시에 유연하고, 체중의 미세한 변화에도 즉시 반응할 수 있다.

발바닥 두께는 체중 분산에도 핵심적인 역할을 한다. 두꺼운 지방층은 체중을 넓은 면적으로 퍼뜨려 특정 부위에 과도한 압력이 실리는 것을 방지한다. 반면, 이 층이 얇거나 불균형하면 예를 들어 발뒤꿈치, 새끼발가락 밑, 엄지발가락 관절 부위 등 발의 특정 부위에 압력이 집중되어 통증과 염증이 생긴다. 장시간 서 있거나 걷는 사람, 혹은 체중이 급격히 늘거나 줄어든 사람은 이런 문제를 더 쉽게 겪는다. 결국, 발바닥의 두께는 단순히 피부의 두께가 아니라, 체중과 충격을 조절하는 생체공학적 장치의 완성도를 의미한다.

[발바닥 두께와 건강 문제]

발바닥 두께가 너무 얇거나 지나치게 두꺼우면 그 자체로 건강에 경고 신호를 보낸다. 가장 흔한 문제는 지방층의 감소, 즉 발바닥 패드의 소실이다. 이는 나이가 들면서 자연스럽게 진행되며, 피부 아래 지방이 줄어들어 쿠션 역할이 약해진다. 그 결과, 걸을 때 지면의 충격이 그대로 발뼈와 관절에 전달되고, 발뒤꿈치 통증, 족저근막염, 중족골 통증 같은 문제가 발생한다.

이런 변화는 고령층에서 자주 나타나지만, 최근에는 젊은 층에서도 늘고 있다. 과도한 유산소 운동, 체중 감소, 또는 딱딱한 신발을 장시간 신는 생활습관이 지방층의 손실을 가속하기 때문이다. 패드가 줄어든 발은 한 걸음 한 걸음이 통증으로 이어지고, 결국 보행 자세까지 변형시킨다.

반대로 피부층이 비정상적으로 두꺼워지는 경우도 있다. 이는 반복적인 마찰과 압력으로 인한 각질 비후, 즉 굳은살 현상이다. 특히 발바닥의 앞쪽, 발가락 밑 관절 부위에 흔하게 생긴다. 굳은살은 처음에는 단단한 보호막처럼 보이지만, 시간이 지나면 내부 압력을 증가시켜 통증을 유발한다. 심하면 티눈, 즉 경성 각질이 생기며, 보행 시 통증 때문에 무의식적으로 자세가 변하고, 이로 인해 발목과 무릎에도 부담이 전이된다.

또한, 당뇨병 환자에게는 발바닥 두께 문제가 더 치명적이다. 당뇨병으로 인한 말초신경 손상은 발의 감각을 둔화시키고, 피부가 얇아지거나 상처가 생겨도 잘 느끼지 못하게 만든다. 그 결과, 작은 상처나 굳은살이 악화되어 발바닥 궤양으로 발전할 수 있다. 혈류가 원활하지 않은 상태에서 감염이 동반되면 조직 괴사로 이어질 위험도 있다. 심한 경우 발 절단까지 고려해야 하는 상황이 발생하기도 한다.

이런 문제를 예방하려면 발바닥의 피부 두께와 변화를 주기적으로 관찰해야 한다. 매일 발을 씻고, 각질을 부드럽게 제거하며, 보습제를 발라 피부의 유연성을 유지하는 것이 기본이다. 또한, 체중 관리와 올바른 신발 선택은 지방층의 손실을 늦추는 가장 현실적인 방법이다. 만약 걸을 때 통증이 느껴지거나 발바닥이 딱딱하게 굳어졌다면, 지체하지 말고 족부 전문의의 진단을 받는 것이 좋다.

결국, 발바닥의 두께는 단순한 미용의 문제가 아니라, 발이 얼마나 충격을 견디고 몸을 지탱할 수 있는가를 보여주는 지표다. 적절한 두께와 탄력을 유지하는 것이 곧 발의 수명을 지키는 길이며, 온몸의 건강을 보호하는 가장 기초적인 투자다.

발톱 건강

발톱은 발끝을 보호하는 역할에 그치지 않는다. 발톱은 발 건강을 판단하는 중요한 신호를 제공하며, 전신 건강의 상태를 반영하기도 한다. 발톱은 그 모양과 색깔, 두께, 표면 상태 등을 통해 우리 몸의 건강 상태를 나타내며, 작은 변화도 놓치지 않고 주의 깊게 살펴야 한다. 발톱 건강을 간과하면 감염, 통증, 그리고 더 심각한 발 문제로 이어질 수 있다. 발톱 건강이 왜 중요한지, 이를 유지하기 위해 어떤 점에 유의해야 하는지 알아보자.

[발톱의 역할과 건강의 중요성]

발톱은 발끝을 외부 충격으로부터 보호하고, 걷거나 뛸 때 발가락에 가해지는 압력을 분산시키는 중요한 기능을 한다. 발톱이 건강하면 발의 움직임이 원활하고 발끝이 안정적이지만, 발톱에 문제가 생기면 이러한 역할이 제대로 수행되지 않아 발 전체의 건강에도 영향을 미친다.

특히 발톱은 몸 전체의 건강 상태를 반영하는 거울과도 같다. 발톱이 갑자기 두꺼워지거나 변색되거나 깨지기 시작하면 발 문제를 넘어 전신 질환의 신호일 수 있다. 예를 들어 당뇨병이나 말초 혈관 질환 환자는 발톱 건강이 악화되기 쉽고, 이를 방치하면 감염이나 심각한 합병증으로 이어질 위험이 있다. 따라서 발톱의 작은 변화도 주의 깊게 살펴야 한다.

[발톱 건강의 주요 지표]

발톱은 미용의 대상일 뿐만 아니라, 우리 몸의 내부 건강 상태를 반영하는 중요한 신호등이다. 작은 변화 하나에도 혈류, 영양, 대사 기능의 이상이 드러날 수 있다. 발톱을 주기적으로 관찰하는 습관은 질환을 조기에 발견하고 전신 건강을 지키는 실질적인 방법이 된다. 발톱의 건강은 크게 색깔, 두께, 표면 상태, 성장 속도라는 4가지 지표를 통해 점검할 수 있다.

색깔

건강한 발톱은 투명하고 연한 분홍빛을 띠며, 이는 혈액이 충분히 순환되고 산소 공급이 원활함을 의미한다. 반대로 색깔이 탁하거나 변색되면 다양한 신호일 수 있다.

노란색 발톱은 곰팡이 감염, 즉 무좀이 가장 흔한 원인이다. 이때 발톱이 두꺼워지고 냄새가 나거나 쉽게 부서지기도 한다. 흡연자에게서도 색소 침착으로 노란 기운이 돌 수 있다.

푸르스름한 발톱은 혈액순환 장애나 산소 부족을 의심해야 한다. 특히 당뇨병 환자나 말초 혈관 질환이 있는 경우 이런 증상이 자주 나타난다.

검은색 발톱은 타박상으로 인한 피하 출혈일 수도 있지만, 색이 점점 번지거나 모양이 변한다면 흑색종, 즉 피부암의 가능성도 있다.

하얗게 변한 발톱은 빈혈, 단백질 결핍, 간 기능 저하 등의 신호일 수 있다. 전신 질환과 연결된 경우가 많으므로 단순 미용 문제가 아니라 건강 점검이 필요하다.

즉, 발톱의 색은 몸속 순환과 영양의 상태를 그대로 드러내는, 작은 창이다.

두께

발톱의 두께는 연령, 생활습관, 감염 여부에 따라 달라진다. 정상적인 발톱은 단단하지만 유연하며, 얇지도 두껍지도 않은 상태를 유지한다. 하지만 두께가 변하면 다양한 원인이 숨어 있다.

두꺼워진 발톱은 주로 곰팡이 감염, 즉 조갑진균증으로 발생한다. 이 경우 발톱이 노랗고, 탁해지며 점차 들뜨거나 부서진다. 고령층에서는 혈류 감소나 반복적인 마찰로 인해 자연스러운 두꺼움이 나타나기도 한다.

너무 단단하고 딱딱한 발톱은 발톱이 신발 속에서 압박을 받는 경우가 많다. 이는 발톱 밑 혈류를 방해해 성장 이상을 유발하고, 심한 경우 발톱이 살을 파고드는 질환인 내향성 발톱으로 발전할 수 있다.

지나치게 얇거나 부드러운 발톱은 칼슘, 아연, 단백질 부족 또는 반복된 젤네일·화학적 손상 때문일 수 있다.

발톱의 두께는 미용상의 문제를 넘어, 혈류와 영양 상태 그리고 신발 습관의 반영이므로 꾸준한 관찰이 필요하다.

표면 상태

건강한 발톱의 표면은 매끄럽고 광택이 있으며, 일정한 곡선을 가진다. 이 표면이 울퉁불퉁하거나 갈라지는 것은 신체 내부 균형의 이상을 암시하는 경우가 많다. 발톱에 세로줄(縱溝)이 생기는 것은 노화 과정의 일부일 수도 있으나, 심할 경우 철분 결핍성 빈혈, 아연 부족, 혹은 만성 스트레스의 징후일 수 있다. 가로줄(橫溝)은 병을 앓았거나, 신체에 고열, 다이어트, 수술 이후 등의 급격한 스트레스가 가해졌을 때 생긴다. 이를 보우선(Beau's Line)이라고 부른다.

발톱이 갈라지거나 부서지는 경우는 단백질과 미네랄 부족, 혹은 반복적인 습기 노출이 원인이다. 특히 발을 자주 물에 담그는 미용사, 주부 등의 직업군에게 흔하다. 또한, 발톱이 들뜨거나 변색된 상태가 지속된다면 곰팡이 감염 외에도 갑상선 기능 이상, 자가면역 질환을 점검해야 한다. 표면의 변화는 눈으로 확인하기 쉬운 만큼, 정기적인 관찰만으로도 조기 진단이 가능하다.

성장 속도

발톱은 평균적으로 한 달에 약 1.5mm, 즉 1년에 약 1.8cm 정도 자란다. 하지만 개인의 건강 상태에 따라 이 속도는 크게 달라진다. 성장이 느려지거나 멈춘다면 혈액순환 장애, 당뇨병, 갑상선 질환, 혹은 대사 저하를 의심할 수 있다. 반대로 비정상적으로 빠르게 자라는 경우는 곰팡이 감염이나 외상 이후의 과다 재생 반응일 가능성도 있다.

성장 속도는 연령, 운동량, 영양 상태, 계절 변화에도 영향을 받는다. 일반적으로 여름에는 혈류가 활발해 속도가 빨라지고, 겨울에는 느려지는 경향이 있다. 발톱이 건강하게 자라기 위해서는 충분한 단백질 섭취, 즉 케라틴 합성과 비타민 B군, 아연 등의 미네랄 공급이 필수적이다. 또한, 발의 혈류를 유지하기 위해 가벼운 스트레칭이나 맨발 걷기 습관도 도움이 된다.

발톱은 눈에 잘 띄지 않지만, 그 변화는 몸속 건강의 거울이다. 색, 두께, 표면, 성장 속도 중 어느 하나라도 갑자기 달라졌다면 단순한 미용 문제로 넘기지 말고 원인을 찾아야 한다. 발톱 건강을 지키는 일은 곧 혈류, 영양, 순환, 즉 전신 건강을 지키는 일과 같다.

[발톱 건강을 해치는 요인]

발톱은 작고 단단해 보이지만, 사실 외부 자극과 생활습관에 매우 민감한 신체 부위다. 매일 신발 속에서 압박을 받고, 습기와 마찰에 노출되며, 잘못된 관리 습관이 반복될 때 발톱은 쉽게 손상되고 감염에 취약해진다. 이 작은 변화들은 미용 문제를 넘어, 통증·염증·보행 장애로 이어질 수 있다. 발톱 건강을 지키기 위해서는 어떤 요인들이 해를 끼치는지를 정확히 이해해야 한다.

잘못된 신발

가장 흔하고도 치명적인 요인은 신발의 압박이다. 너무 꽉 끼거나 발가락 앞부분이 좁은 신발은 발톱이 신발 앞벽에 계속 부딪히게 만든다. 이로 인해 발톱 밑에 미세한 출혈이 생기고, 반복되면 발톱하혈종, 즉 검은 발톱이나 발톱 박리로 이어진다. 특히 달리기, 등산, 장시간 보행을 자주 하는 사람에게 흔하다.

하이힐이나 앞코가 뾰족한 신발도 문제다. 이런 신발은 발가락을 압축해 발톱이 옆으로 휘거나 살 속으로 파고드는 내향성 발톱을 유발한다. 또한, 통풍이 안 되는 재질의 신발은 습기를 가두어 곰팡이 감염, 즉 무좀의 온상이 된다.

발톱 건강을 지키기 위해선 발가락이 자유롭게 움직일 수 있도록 여유 있는 앞코, 땀 배출이 잘 되는 통기성 좋은 소재, 쿠션감이 있어 충격을 완화하는 유연한 밑창 이 3가지 조건을 갖춘 신발을 선택해야 한다. 신발 하나가 발톱의 수명을 결정짓는다고 해도 과언이 아니다.

부적절한 발톱 손질

많은 사람이 발톱 손질을 단순한 미용 관리로 생각하지만, 실제로는 의학적 위생 관리에 가깝다. 발톱을 너무 짧게 깎거나 양쪽 끝을 둥글게 다듬으면 발톱이 성장하면서 살 속으로 파고들어 내성 발톱이 생긴다. 이 상태가 계속되면 통증뿐 아니라 세균 감염으로 이어질 수 있다. 특히 습한 환경에서는 감염이 빠르게 퍼지며, 심한 경우 고름이 차거나 발가락 전체가 붓기도 한다.

발톱은 직선형으로, 약간 여유를 두고 깎는 것이 원칙이다. 또한, 깎은 뒤에는 날카로운 모서리를 부드럽게 다듬어 피부를 긁지 않도록 해야 한다. 발톱을 젖은 상태에서 자르면 조직이 약해져 쉽게 갈라지므로, 샤워 후 완전히 건조시킨 뒤 손질하는 것이 좋다. 정기적으로 손질하면서도 너무 자주, 너무 깊이 다듬지 않는 절제가 필요하다.

곰팡이 감염

발톱 무좀, 즉 조갑진균증은 가장 흔한 발톱 질환 중 하나다. 곰팡이는 따뜻하고 습한 환경에서 번식하므로, 운동화나 장시간 땀에 젖은 양말은 감염의 주요 원인이다. 초기에는 단지 발톱이 탁해지거나 색이 약간 변하는 정도지만, 치료하지 않고 방치하면 발톱이 두꺼워지고, 들뜨며, 냄새가 나기 시작한다. 결국, 발톱 전체가 손상되어 탈락하기도 한다.

무좀균은 발톱뿐 아니라 다른 발톱과 피부로도 전염될 수 있다. 공용 샤워실, 수영장, 사우나 등에서 맨발로 다니는 습관도 감염 위험을 높인다. 예방을 위해서는 매일 깨끗한 양말로 교체하기, 신발 내부를 건조하게 유지하기, 주 1회 정도 소독제나 탈취제 사용하기와 같은 기본적인 관리가 중요하다. 무좀은 초기에 치료하면 간단히 낫지만, 진행되면 약물치료나 레이저 치료가 필요하므로 작은 변화라도 조기에 대응하는 것이 중요하다.

질환

발톱은 전신 건강의 바로미터다. 당뇨병, 말초혈관 질환, 갑상선 질환, 자가면역 질환은 모두 발톱의 성장과 색, 두께에 영향을 미친다. 이 질환들은 혈류를 감소시키고 면역 기능을 약화시켜 감염에 취약한 환경을 만든다.

특히 당뇨병 환자는 발톱 손상을 절대 방치해서는 안 된다. 감각이 둔해져 작은 상처도 인식하지 못한 채 악화되기 쉽고, 감염이 진행되면 궤양이나 괴사로 이어질 수 있다. 발톱을 직접 손질하기보다 족부 전문의나 발 관리 전문가의 도움을 받는 것이 안전하다. 말초 혈관 질환을 앓는 사람도 혈류 공급이 원활하지 않아 발톱의 성장 속도가 느려지고, 색이 어둡거나 푸르게 변할 수 있다. 이 경우 단순한 발톱 관리로는 회복이 어렵고, 기저 질환을 함께 치료해야 한다.

[발톱 건강을 유지하는 방법]

발톱 건강을 유지하려면 일상적인 관리와 예방이 중요하다. 첫째, 정기적인 발톱 손질을 통해 발톱이 너무 길거나 짧아지지 않도록 해야 한다. 발톱을 자를 때는 직선으로 깎아 내성 발톱을 예방하며, 날카로운 모서리는 부드럽게 다듬는 것이 좋다.

둘째, 적절한 신발 선택이 필수적이다. 발가락에 충분한 공간이 있는 신발을 선택해 발톱에 과도한 압력을 가하지 않도록 해야 한다. 발에 땀이 많이 나는 사람은 통기성이 좋은 신발을 착용하고, 자주 양말을 교체해 곰팡이 감염을 예방해야 한다.

셋째, 보습과 청결 유지는 발톱 건강의 기본이다. 발톱 주변 피부가 건조하거나 갈라지지 않도록 보습제를 사용하고, 발톱 밑과 주변을 깨끗하게 유지해야 한다. 공용 샤워실이나 수영장을 사용할 때는 항균 효과가 있는 발 보호 크림을 사용하는 것도 효과적이다.

넷째, 발톱에 이상이 생기면 즉시 전문가의 상담을 받아야 한다. 특히 발톱이 변색되거나 통증이 있거나, 성장 속도가 비정상적으로 느려진다면 조기에 원인을 파악하고 치료해야 한다.

요컨대 발톱은 발을 보호하는 부위이며, 발 건강과 전신 건강의 신호를 제공하는 중요한 요소다. 발톱 상태를 정기적으로 확인하고, 이를 건강하게 유지하기 위해 적절한 관리를 실천하는 것은 발과 신체 전체의 건강을 지키는 데 필수적이다. 작은 변화라도 세심하게 살피고 관리한다면 발톱은 우리의 건강 상태를 가장 먼저 알려주는 신뢰할 만한 신호등 역할을 해줄 것이다.

발의 피로

발은 하루 중 우리가 가장 많이 사용하는 신체 부위로, 우리 몸 전체의 무게를 감당하며 끊임없이 움직인다. 서 있을 때도, 걷거나 뛸 때도 발은 계속 충격을 받고, 그 압력을 흡수하며 우리 몸의 기초 역할을 한다. 그러나 우리는 흔히 발이 피곤하고 아파도 별다른 관심을 두지 않고 방치하는 경우가 많다.

발이 피곤하다는 느낌이 온몸의 건강과 긴밀하게 연결된다는 사실을 알고 나면, 발에 대한 우리의 인식은 크게 달라질 것이다. 발이 피곤하다는 것은 근육이나 힘줄이 지쳤다는 의미를 넘어, 신체 균형의 변화, 근육 긴장 증가, 그리고 자세 변화를 유발할 수 있다.

예를 들어 온종일 서서 일하거나, 불편한 신발을 신고 오랜 시간 걸으면 발은 정상적인 기능을 잃고 근육이 과도하게 긴장하게 된다. 그러면 몸은 균형을 맞추기 위해 허리나 무릎, 골반 등 다른 부위의 근육을 더 많이 사용하게 된다. 결국, 발의 피로는 다리, 허리, 척추까지 영향을 미쳐 온몸의 피로로 확대된다.

흔히 경험할 수 있는 사례로, 발바닥이 피곤해지면 무의식적으로 발가락에 힘을 주게 된다. 이로 인해 발가락과 종아리 근육이 긴장하고, 장기적으로는 종아리 근육이 딱딱해지고 통증을 유발하기도 한다. 특히 족저근막염이나 발뒤꿈치 통증을 앓는 사람의 경우, 발이 피곤하면 자연스럽게 통증 부위를 피하려고 자세가 바뀐다. 이때 발바닥에서부터 시작된 문제는 발목을 넘어 무릎, 골반, 허리까지 영향을 미치게 되며, 결국 온몸의 긴장과 피로를 유발한다.

또한, 나이가 들수록 발의 피로는 더욱 큰 문제로 다가온다. 중년층 이상에서는 발의 지방층과 근육이 점점 얇아지고, 발바닥 아치의 탄력성도 줄어들어 피로감이 더욱 빨리 찾아온다. 이러한 상황에서 장시간 서 있거나 걸으면 피로가 쉽게 쌓이고, 신체의 에너지가 급격히 소모되는 것을 느낄 수 있다. 이는 노화된 발의 근육과 인대, 관절이 충격을 제대로 흡수하지 못하고, 그 부담이 신체의 다른 부위로 전달되기 때문이다.

따라서 발의 피로를 방치하지 않고 적절히 관리하는 것이 온몸의 피로를 예방하는 중요한 방법이다. 발 피로를 효과적으로 해소하려면 우선 신발 선택이 가장 중요하다. 발에 꼭 맞고, 충격을 충분히 흡수할 수 있는 쿠션과 적절히 작용할 수 있는 신발을 신어야 한다. 신발 내부에 사용하는 깔창도 좋은 선택지가 될 수 있다. 일과 후 발의 긴장을 풀기 위한 마사지를 해주는 것도 권장된다. 따뜻한 물에 족욕을 하거나 발바닥을 공으로 굴리며 마사지하면, 혈액순환을 원활하게 하고 피로를 빠르게 해소하는 효과가 있다.

결국, 발의 피로를 줄이고 관리하는 것은 우리 몸 전체가 건강하고 활기찬 삶을 유지하도록 도와주는 출발점이다. 발의 피로와 전신 피로의 관계를 이해하면, 온몸의 건강을 지키기 위해 발 건강에 대한 지속적인 관심과 노력이 얼마나 중요한지 깨닫게 될 것이다. 발 건강이 곧 전신 건강의 핵심이라는 사실을 기억하며, 오늘부터 발에 좀 더 많은 관심과 애정을 쏟아보자.

발의 유연성과 신체 전체의 균형

발은 신체의 균형을 유지하고 효율적으로 움직이는 데 핵심적인 역할을 하는 복잡한 구조물이다. 많은 사람들이 신체 균형을 이야기할 때 주로 허리나 척추, 골반만을 떠올리지만, 사실 균형의 가장 기본적인 요소는 바로 발의 유연성에서 시작된다. 발의 유연성은 발 자체의 움직임뿐 아니라 몸 전체의 자세와 균형을 유지하는 데 매우 큰 영향을 미친다.

발의 유연성은 관절과 근육, 인대가 함께 움직이는 능력을 의미하며, 이는 발목과 발가락의 자유로운 움직임에서 잘 드러난다. 발이 유연하면 불규칙한 지면에서도 신속하고 정확하게 대응할 수 있다. 예를 들어 자갈길을 걸을 때 발이 충분히 유연하지 않다면 몸이 균형을 잃고 넘어지기 쉽다. 그러나 발이 유연하면 지면의 변화를 즉각 감지하고 적응해, 신체가 흔들림 없이 안정적으로 움직일 수 있게 한다.

이러한 유연성은 발바닥의 족궁, 즉 아치와 밀접하게 연결되어 있다. 족궁은 걸을 때 충격을 흡수하고 몸의 균형을 유지해주는데, 발의 유연성이 떨어지면 족궁이 충격을 제대로 흡수하지 못해 발이 쉽게 피로해지고 균형을 잡는 데 어려움을 겪는다. 족궁의 유연성이 떨어지면 발이 딱딱하게 굳고, 몸은 미세한 충격과 불안정한 지형에 효과적으로 대응하지 못한다.

중년층에서는 발의 유연성이 현저히 감소하기 시작한다. 이는 나이가 들수록 발의 인대와 힘줄이 굳어지고, 관절의 가동범위가 좁아지기 때문이다. 유연성이 저하된 발의 문제는 온몸에 영향을 준다. 발목이 제대로 움직이지 못하면 무릎과 골반, 허리와 같은 상위 관절이 불필요하게 움직이며 이를 보상하려 한다. 결과적으로 발의 유연성 부족은 온몸의 균형을 무너뜨리고 만성적인 통증으로 이어질 수 있다.

예를 들어 평소 발이 뻣뻣하고 유연성이 부족한 사람은 계단이나 울퉁불퉁한 지면에서 넘어지기 쉬우며, 장시간 서 있으면 허리나 무릎 통증을 더 쉽게 경험한다. 반면, 발이 유연한 사람은 울퉁불퉁한 길 위에서도 안정적인 자세로 균형을 잡을 수 있어 넘어짐이나 부상 위험이 적다. 또한, 발이 유연하면 일상생활에서 보행이나 운동이 더 자연스럽고 효율적으로 되어 몸 전체의 피로도 줄일 수 있다.

그렇다면 발의 유연성을 유지하고 높이기 위해서는 어떤 방법이 있을까? 가장 쉬운 방법은 꾸준한 스트레칭이다. 발목을 돌리거나 발가락을 펴고 오므리는 간단한 스트레칭은 발의 관절과 인대를 부드럽게 만들어 유연성을 높이는 데 매우 효과적이다. 특히 하루 5~10분 정도 꾸준히 하면 효과를 볼 수 있다.

또한, 맨발로 다양한 질감의 표면 위를 걷는 것도 발의 유연성을 증진하는 좋은 방법이다. 모래사장, 잔디밭, 자갈 위를 맨발로 걷는 것은 발바닥의 다양한 감각을 활성화하고, 발이 지면에 민감하게 반응하도록 돕는다. 이러한 훈련을 통해 발은 더욱 유연해지고, 몸 전체의 균형을 쉽게 잡을 수 있게 된다.

발의 유연성은 나이가 들면서 저하될 수 있지만, 꾸준한 운동과 관리로 유지하거나 심지어 개선할 수 있다. 발의 유연성을 유지하는 것은 발 건강뿐만 아니라 온몸의 안정성과 균형을 향상시키며, 건강하고 활력 넘치는 생활을 위한 필수 요소다.

결국, 발의 유연성은 온몸의 균형과 건강에 결정적인 영향을 미친다. 발이 유연할수록 몸은 더욱 쉽게 균형을 잡고 효율적으로 움직이게 된다. 발의 유연성을 관리하는 것은 우리 몸 전체를 위한 최선의 투자이며, 더 건강하고 안정적인 삶으로 가는 길이 될 것이다.

발바닥 지방 패드

발바닥은 매일 걷거나 뛰는 동안 우리 몸의 체중을 견디며 지속적인 충격을 받는다. 발이 이러한 부담을 견딜 수 있도록 도와주는 것이 바로 발바닥 지방 패드다. 발바닥 지방 패드란 발바닥 아래쪽에 있는 두툼한 지방층과 피부층으로 구성된 구조로서, 발을 보호하는 수준을 넘어 신체의 균형 유지와 건강한 움직임을 가능하게 한다. 발바닥 지방 패드가 제대로 기능하지 못하면 발뿐 아니라 무릎, 골반, 허리 등 온몸에 문제가 발생할 수 있다.

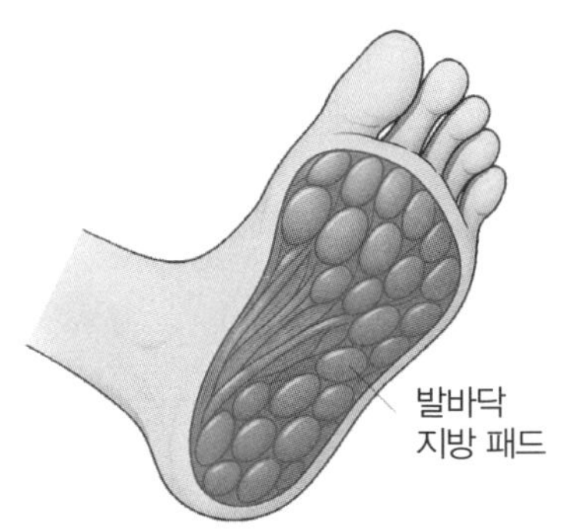

발바닥 지방 패드의 가장 큰 역할은 충격 흡수다. 우리가 한 걸음 내디딜 때마다 발

바닥은 몸무게의 1.5배에서 많게는 3배에 이르는 충격을 받는다. 만약 쿠션 기능이 제대로 작동하지 않으면, 이 충격은 고스란히 발목, 무릎, 엉덩이, 척추와 같은 다른 관절로 전달되어 만성적인 통증을 유발할 수 있다. 중장년층에서는 발바닥 지방층이 자연스럽게 얇아지기 시작하면서, 충격 흡수 능력이 저하되어 발바닥 통증과 같은 문제가 흔하게 나타난다.

예를 들어 발뒤꿈치의 통증을 유발하는 대표적인 족저근막염은 발바닥의 쿠션 기능과 깊은 관련이 있다. 발바닥의 지방층이 얇아지면 족저근막에 직접적인 압력이 가해지고, 계속되는 압력과 스트레스가 족저근막염으로 발전할 수 있다. 특히 장시간 서 있거나 많이 걷는 사람일수록 발바닥 지방 패드의 중요성은 더욱 커진다. 지방층이 얇아진 상태에서 오래 걷게 되면 발바닥이 쉽게 피로해지고 통증이 더 심해질 수 있다.

그뿐만 아니라, 발바닥 지방 패드의 상태는 온몸의 자세와 균형 유지에도 직접적인 영향을 미친다. 발바닥이 충분한 쿠션 기능을 하지 못하면 몸은 무의식적으로 통증을 피하려는 방식으로 걷는 자세를 바꾸게 된다. 이렇게 되면 발목과 무릎, 고관절, 척추에 과도한 부담이 가중되면서, 허리 통증이나 무릎 관절염, 자세 불균형 등의 만성적인 건강 문제로 이어질 수 있다.

그렇다면 발바닥 지방 패드를 건강하게 유지하기 위해서는 어떻게 해야 할까? 적절한 체중 관리는 발바닥 지방 패드 유지에 큰 도움이 된다. 과도한 체중이 계속 발에 가해지면 지방층이 더 빠르게 소모되고 압력이 증가한다. 체중을 줄이고 건강한 몸 상태를 유지하는 것은 발바닥의 부담을 줄여 발바닥 지방 패드의 손상을 예방하는 좋은 방법이다. 발바닥 지방 패드를 보호하는 간단한 운동도 도움이 된다.

결국, 발바닥 지방 패드의 관리는 발 자체를 보호하는 데서 그치지 않고, 우리 몸 전체의 균형과 안정성을 유지하는 출발점이 된다. 발바닥 지방 패드가 건강하면 발바닥뿐 아니라 발목, 무릎, 허리까지 건강해질 수 있으며, 이는 곧 전체적인 삶의 질 향상과도 연결된다. 발은 온몸의 건강과 긴밀히 연결된 중요한 신체 부위라는 점을 잊지 말고, 발바닥 지방 패드의 상태를 주기적으로 점검하고 관리하는 습관을 들이는 것이 좋다.

발 건강과 체중 분포의 상관관계

발은 우리 몸의 가장 밑에서 체중을 감당하는 기초 역할을 한다. 발이 건강할 때 우리는 무의식적으로 올바른 자세로 서고, 걷고, 뛸 수 있으며, 신체 전체가 자연스러운 균형을 이룬다. 그러나 발에 문제가 발생하면 자연스럽게 체중 분포가 비정상적으로 바뀌고, 이것이 다시 신체의 다른 부위에 부정적인 영향을 미쳐 전체적인 건강 상태를 악화시키는 악순환으로 이어질 수 있다.

발은 체중을 효과적으로 분산시키는 정교한 구조로 되어 있다. 발바닥 아치가 바로 그 핵심이다. 발바닥 아치는 걷거나 서 있을 때 몸의 체중을 고르게 분산시켜 발뒤꿈치와 발가락, 발바닥의 특정 부위에만 과도한 압력이 가해지지 않도록 한다. 이로 인해 발바닥은 물론 발목, 무릎, 골반, 허리까지도 적절한 균형을 유지하게 된다.

하지만 발 건강에 이상이 생기면 가장 먼저 변하는 것이 바로 체중 분포다. 대표적으로 평발인 경우 발바닥의 아치가 무너지면서 발바닥이 지면에 완전히 닿게 되고, 충격을 흡수하는 기능이 현저히 떨어진다. 이때 체중은 발 안쪽으로 과도하게 쏠리게 되고, 자연스럽게 무릎이나 허리까지 영향을 미쳐 만성 통증을 유발한다. 발바닥의 특정 부위에 통증이 생기면 무의식적으로 통증 부위를 피하려는 움직임이 나타나고, 이는 골반이나 척추의 불균형으로까지 연결된다.

발의 체중 분포 이상은 다양한 문제로 이어진다. 예를 들어 엄지발가락 관절에 무리가 가는 무지외반증의 경우, 엄지발가락으로 가야 할 체중이 다른 발가락 쪽으로 몰리면서 발바닥 전체의 체중 분포가 흔들린다. 이렇게 비정상적으로 집중된 체중은 발가락 관절이나 발바닥 특정 부위에 굳은살, 티눈 등의 문제를 유발하고, 다시 자세를 불균형하게 만드는 원인이 된다.

특히 중년 이후에는 발바닥의 지방층과 근육이 얇아지고 탄력이 떨어지면서, 체중 분포 문제가 더욱 심각해질 수 있다. 나이가 들수록 체중이 발바닥의 특정 부위에 쏠리기 쉬워지고, 이로 인해 발바닥과 발목, 무릎, 허리로 전달되는 압력이 증가하여 만성 통증과 관절 질환의 위험이 커진다.

체중 분포의 불균형을 예방하고 건강한 발을 유지하기 위해서는 먼저 신발 선택에 각별한 주의가 필요하다. 신발은 발의 아치를 적절히 활동하게 하고, 아치의 움직임을 제한하지 않는 적당한 것을 골라야 한다. 특별한 경우 맞춤형 깔창을 사용하는 것도 좋은 방법이다. 맞춤형 깔창은 발의 아치를 지지해 발바닥이 받는 압력을 골고루 분산시켜 발의 피로를 줄이고 균형 잡힌 체중 분포를 유지하는 데 효과적이다.

또한, 발과 관련된 간단한 운동을 생활화하는 것이 좋다. 이와 함께 평소 바른 자세로 서고 걷는 습관을 길러야 한다. 바른 자세는 발에 가해지는 압력을 균형 있게 유지할 수 있도록 돕는다. 일상생활에서 무게 중심이 발의 특정 부위로 쏠리지 않도록 의식적으로 바로 서는 습관을 형성하는 것이 중요하다.

결국, 발 건강과 체중 분포는 서로 밀접한 관계 속에 있다. 발 건강이 좋지 않으면 체중 분포가 흔들리고, 체중 분포가 균형을 잃으면 전신 건강에도 부정적인 영향을 미친다. 건강한 발을 유지하는 것이 온몸의 균형을 지키고 삶의 질을 높이는 첫걸음이라는 사실을 잊지 말아야 한다. 발의 균형을 관리하는 것은 결국 온몸의 건강을 지키는 가장 근본적이고 효과적인 방법이다.

발의 형태가 걸음걸이에 미치는 영향

우리는 모두 각자 다른 발의 형태를 가지고 있다. 누군가는 발바닥의 아치가 높고, 누군가는 거의 없거나 낮다. 또 어떤 사람은 발의 앞부분이 넓고 발가락이 벌어져 있으며, 또 다른 사람은 좁고 긴 형태의 발을 가지고 있기도 하다. 발 형태는 태어날 때부터 어느 정도 정해져 있지만, 생활습관이나 나이, 체중 등 다양한 요인에 의해 시간이 지남에 따라 변화하기도 한다. 이러한 발의 형태가 걷는 모습, 즉 걸음걸이에 직접적이고도 지속적인 영향을 미친다는 점은 우리가 평소 잘 인지하지 못하는 부분이다.

일반적으로 발의 형태는 크게 3가지로 구분할 수 있다. 아치가 높은 요족, 아치가 정상적인 발, 그리고 아치가 낮거나 없는 평발이다. 각각의 형태마다 걷는 방식과 자세에 큰 차이를 만든다.

예를 들어 발 아치가 높은 형태인 요족을 가진 사람의 경우, 발바닥 중앙부가 지면과 거의 닿지 않아 발뒤꿈치와 발가락 쪽에만 집중적으로 압력이 전달된다. 이런 형태는 충격 흡수 능력이 떨어지고 균형 잡기 어려우므로, 걸을 때 발목과 무릎이 바깥쪽으로 꺾이는 경향이 있으며, 그로 인해 발목 염좌나 족저근막염 같은 질환이 쉽게 발생할 수 있다. 또한, 걸음걸이가 다소 경직되고 불안정하여 발이 쉽게 피로하고 종아리 근육의 긴장이 심해진다.

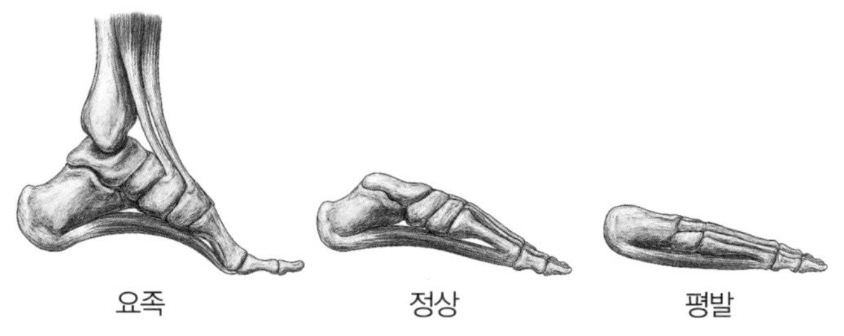

반대로 아치가 낮거나 거의 없는 형태인 평발의 경우는 어떨까? 평발을 가진 사람은 발바닥 전체가 지면에 닿아 체중이 고르게 분산되지 않고 발의 안쪽으로 과도하게 쏠리는 경향이 있다. 걸을 때마다 발목이 안쪽으로 돌아가게 되며, 이를 과회내(過回內, Pronation)라고 한다. 이런 걸음걸이는 자연스럽게 무릎과 골반, 척추의 자세에까지 영향을 미친다. 따라서 평발을 가진 사람은 걸음걸이가 다소 둔탁하고 불안정하게 보이며, 장기적으로는 무릎 통증이나 허리 통증을 유발할 가능성이 크다.

발가락의 형태 또한 걸음걸이에 큰 영향을 미친다. 대표적인 예로 엄지발가락이 휘어지는 무지외반증의 경우, 엄지발가락의 기능이 약해져 보행 시 추진력이 떨어지고 걸음걸이가 불안정해진다. 이런 경우 무의식적으로 체중을 엄지발가락에서 다른 발가락 쪽으로 이동시키게 되고, 결국 걸음걸이가 부자연스러워지고 피로가 더 빨리 쌓인다.

특히 나이가 들수록 발의 형태 변화는 더욱 뚜렷해지고, 걸음걸이에 미치는 영향도 커진다. 나이가 들면 발바닥의 지방층이 줄어들고 근육과 힘줄이 약해지면서, 원래 형태와 관계없이 아치가 무너져 평발처럼 변하는 경향이 있다. 평발이 되면 걸을 때 충격을 제대로 흡수하지 못하고, 관절의 부담이 커져 걷는 자세가 흔들리고 불안정해질 수 있다.

이러한 문제를 해결하거나 최소화하려면 본인의 발 형태에 맞는 신발을 선택하는 것이 가장 중요하다. 아치가 높은 사람은 충격 흡수가 충분히 되는 쿠션형 신발을 선택해 발의 압력을 고르게 분산시키고, 평발을 가진 사람은 아치를 효과적으로 지지해주는 지지형 신발이나 맞춤형 깔창을 사용하여 발목과 무릎의 자세를 바로잡아야 한다. 또한, 발가락과 발바닥 근육을 강화하는 간단한 운동을 매일 실천하는 것이 발 형태에 따른 걸음걸이 개선에 큰 도움이 된다.

발의 형태가 우리의 걸음걸이에 미치는 영향은 적지 않다. 자신에게 맞는 발 관리를 통해 걸음걸이를 교정하고, 올바른 자세를 유지함으로써 발뿐 아니라 몸 전체의 건강과 삶의 질을 향상시킬 수 있다. 발 형태를 이해하고 적극적으로 관리하는 것이 건강한 삶을 위해 현명한 출발점이 될 것이다.

나이에 따른 발의 변화

발은 평생 끊임없이 변화한다. 아기의 발에서부터 청소년, 성인, 노년에 이르기까지 발은 성장과 퇴화라는 과정을 거치며 형태와 기능이 달라진다. 발의 성장 단계별 특징과 나이가 들면서 나타나는 발의 변화를 이해하는 것은 발 건강 관리의 중요한 기초다.

어린 시절, 특히 생후부터 약 2~3세까지의 아이들은 대부분 평발처럼 보인다. 이 시기의 발바닥에는 지방층이 풍부하여 발바닥 아치가 거의 보이지 않는다. 이것은 정상적인 현상이며, 걷기를 시작하고 활동량이 많아짐에 따라 발의 근육과 인대가 강화되면서 서서히 발바닥의 아치가 형성된다. 대체로 만 5~6세가 되면 아이들은 성인과 유사한 아치 형태를 갖추게 된다.

청소년기에 접어들면서 발은 가장 활발한 성장을 경험한다.

이 시기에는 뼈의 길이가 급격히 증가하고 발의 형태도 확고해진다. 청소년기에는 발의 성장이 빠르게 이루어지기 때문에 발 크기와 형태에 맞는 신발을 제때 바꿔 신는 것이 중요하다. 이때 발의 성장 속도를 따라가지 못하는 신발을 계속 신으면, 발의 변형이나 굳은살, 티눈, 발가락의 기형이 나타날 수 있다.

20대에서 40대 사이의 성인기에는 발의 크기가 거의 고정되지만, 이 시기에도 발의 형태는 계속 바뀔 수 있다. 직장 생활이나 가사, 운동 등으로 인해 발의 피로가 누적되면서 발바닥의 아치가 낮아지거나, 발가락 관절이 변형되는 등 미세한 변화를 경험할 수 있다.

특히 여성의 경우 임신과 출산을 경험하면 호르몬의 영향으로 발의 인대가 느슨해지고, 이로 인해 발의 폭이 넓어지고 아치가 낮아지는 경우가 많다. 이 시기의 발 변화는 생활습관과 신발 선택에 따라 크게 달라지므로 주의가 필요하다.

40대 이후의 중장년기부터는 발의 노화가 본격적으로 시작된다. 이 시기에는 발바닥의 지방층이 얇아지고 근육과 인대의 탄력이 떨어지면서 발바닥의 쿠션 기능이 약화된다. 발바닥이 얇아지면 보행 시 충격 흡수 능력이 저하되어, 발뒤꿈치나 발바닥에 통증을 느끼기 쉬워진다. 또한, 아치가 무너지거나 발가락의 변형이 뚜렷해져 족저근막염이나 무지외반증과 같은 발 질환이 자주 나타난다. 이 시기에는 특히 발 건강을 위한 적극적인 관리와 예방이 중요하다.

노년기에 접어들면 발의 변화가 더 극명하게 나타난다. 노년층의 발은 근육량과 지방층이 현저히 줄어들고, 발의 아치가 낮아지거나 평발이 되는 경우도 흔하다. 피부 역시 탄력을 잃고 건조해져 갈라지기 쉬우며, 작은 상처도 쉽게 회복되지 않는다. 혈액순환이 저하되면서 발이 차가워지고, 저림이나 통증 등 다양한 불편감이 나타날 수 있다. 노년기의 발 건강은 낙상이나 전신 건강의 문제와도 직결되기 때문에 더욱 신경을 써야 한다.

이러한 발의 성장 단계에 따른 변화는 자연스러운 과정이지만, 관리 방법에 따라 발 건강 상태는 크게 달라질 수 있다. 연령대별로 발 형태와 기능에 맞는 신발을 착용하고, 발 근육과 인대를 강화하는 운동과 스트레칭을 꾸준히 하는 것이 중요하다. 특히 중장년층 이후에는 발바닥의 쿠션 기능을 보완하는 신발이나 맞춤형 깔창을 사용하는 것도 효과적이다.

발의 성장 단계와 나이에 따른 변화를 이해하고 그에 맞는 관리를 하는 것은 발뿐 아니라 몸 전체의 건강과 삶의 질을 높이는 데 매우 중요하다. 발이 보내는 작은 신호에도 귀를 기울이고 세심한 관리로 건강한 발을 유지하는 것이 바로 건강한 노년으로 가는 지혜로운 준비가 될 것이다.

발 건강을 위한 일과 변화 방법

발이 건강한 삶의 출발점이라는 사실을 많은 사람들이 잘 모르거나 간과하곤 한다. 발은 우리 몸에서 가장 많이 사용하면서도, 건강 관리의 우선순위에서는 자주 밀리는 신체 부위다. 그러나 발의 건강이 무너지면 그 영향은 발의 통증으로 끝나지 않고 전신 건강까지 악화시킬 수 있다. 중장년 이상에서는 나이가 들수록 발 건강이 점점 더 중요해진다. 그렇다면 발 건강을 지키기 위해 일과를 어떻게 바꿀 수 있을지 실천 가능한 방법을 알아보자.

[아침에 발을 깨우는 습관]

아침에 일어나자마자 침대에서 발을 천천히 스트레칭하는

습관을 들이는 것이 좋다. 간단한 발목 돌리기나 발가락 스트레칭을 통해 잠자는 동안 경직된 발 근육과 인대를 풀어줄 수 있다. 침대에서 내려오기 전, 발가락을 위아래로 움직이거나 발목을 부드럽게 돌려주는 간단한 동작은 족저근막염이나 발목 부상을 예방하는 데 효과적이다.

또한, 출근 전 발바닥과 발목에 보습 크림을 바르고 가벼운 마사지를 하면 발의 혈액순환을 촉진하고 피부 건강까지 유지할 수 있다. 이런 작은 습관만으로도 하루 동안 발이 받는 부담을 현저히 줄일 수 있다.

[출근과 활동 시간의 신발 선택]

하루 중 가장 오랜 시간을 보내는 신발은 발 건강 관리에 결정적인 영향을 미친다. 발의 아치 형태와 사이즈에 정확히 맞는 신발을 선택하여 하루 동안 발에 가해지는 압력과 피로를 최소화해야 한다. 특히 장시간 서 있거나 걷는 직업을 가진 사람은 편안한 쿠션과 발 아치를 적당히 지지하는 신발을 착용하는 것이 중요하다.

일과 중에도 주기적으로 신발을 벗고 발을 쉬게 하는 시간을 갖는 것이 필요하다. 2시간 정도 활동 후 5~10분 정도 신발을 벗어 발을 스트레칭하거나, 발가락을 움직여 발의 긴장을 풀어 주는 습관을 지니면 온종일 발의 피로가 쌓이는 것을 예방할 수 있다.

점심시간이나 휴식 시간에는 가벼운 산책을 하며 발의 혈액 순환을 촉진하는 것이 좋다. 하루에 짧게라도 규칙적으로 걸으면 발 근육의 피로감을 완화하고 혈액순환을 촉진하여 발 건강은 물론 전신 건강 유지에도 도움이 된다.

집에 돌아온 후에는 하루 동안 쌓인 발의 피로를 적극적으로 풀어주는 시간이 필요하다. 저녁 시간에는 맨발로 지낼 수 있는 환경을 만드는 것도 발 건강에 매우 유익하다. 집안에서는 가능한 한 신발을 벗고 맨발로 걸으면서 발 근육과 발바닥의 감각을 자연스럽게 활성화할 수 있다. 또한, 발가락 스트레칭, 발목 돌리기, 발바닥 마사지 등을 자기 전 잠깐이라도 습관화하면 족저근막염과 같은 발바닥 통증을 예방하는 데 매우 효과적이다.

잠자기 전에도 간단한 발 스트레칭을 습관적으로 하는 것이 좋다. 자기 전 침대에 누워 발가락과 발목을 가볍게 움직여 하루 동안 쌓인 긴장감을 풀어주고 혈액순환을 원활히 할 수 있도록 돕는다.

이러한 일과의 작은 변화는 발 건강뿐만 아니라 온몸의 균형과 건강까지도 개선할 수 있다. 발 건강을 위한 생활습관의 변화는 어려운 일이 아니다. 매일 조금씩 꾸준히 실천하는 습관만으로도 발의 피로와 통증을 예방할 수 있고, 나아가 신체 전체의 건강과 삶의 질까지 크게 향상될 수 있다. 발은 몸의 기초이기 때문에 일과 속에서 발의 건강을 최우선으로 생각하고 적극적으로 관리하는 것이 필요하다.

발 스트레칭의 중요성과 방법

스트레칭은 우리 몸을 건강하게 유지하는 가장 기본적인 관리법 중 하나다. 하지만 대부분의 사람들은 어깨나 허리, 다리의 스트레칭에는 익숙하면서도 발 스트레칭의 중요성은 자주 간과한다. 발은 몸의 가장 아래에서 온종일 우리의 체중을 견디는 중요한 부위이기 때문에, 발의 근육과 힘줄을 정기적으로 스트레칭하는 것은 발 건강뿐 아니라 몸 전체의 건강을 유지하는 데 매우 중요하다.

발 스트레칭은 발바닥과 발가락, 발목, 그리고 발의 인대와 근육을 유연하게 만들어 주어 보행 시 충격을 효과적으로 흡수할 수 있도록 돕는다. 특히 족저근막염이나 아킬레스건염 같은 발 질환을 예방하거나 증상을 완화하는 데 큰 도움이 된다.

그렇다면 발 스트레칭은 어떤 효과를 가지고 있으며, 어떻게 실천할 수 있을까?

[발 스트레칭의 효과]

첫째, 발 근육과 힘줄의 긴장을 풀어준다. 장시간 서 있거나 걷게 되면 발 근육과 힘줄이 계속 긴장되어 피로가 쌓이고 굳어진다. 이때 발 스트레칭을 통해 발바닥과 발가락 근육의 긴장을 효과적으로 완화하여 발바닥 통증이나 근육 경련을 예방할 수 있다.

둘째, 족저근막염을 예방하고 완화한다. 족저근막염은 발바닥 근육과 족저근막의 긴장이 쌓이고 스트레스가 계속되면서 발생하는 경우가 많다. 발 스트레칭은 족저근막을 부드럽게 이완시키고, 발바닥의 혈액순환을 촉진하여 발바닥 통증과 염증을 줄이는 데 효과적이다.

셋째, 혈액순환을 촉진한다. 발 스트레칭을 꾸준히 하면 발과 다리의 혈류가 증가하여 발의 피로가 빠르게 풀리고, 혈액순환 장애로 인한 저림이나 냉증 같은 증상을 완화할 수 있다.

넷째, 발의 유연성과 균형 감각을 향상시킨다. 발 스트레칭은 발바닥, 발가락, 발목 관절이 움직이는 범위를 증가시켜 발의 유연성을 높이고 균형 감각을 개선하여 낙상 위험을 줄이는 데 효과적이다.

[간단한 발 스트레칭 방법]

다음과 같은 간단한 스트레칭을 매일 5~10분씩 실천하면 발 건강 유지에 큰 도움이 된다.

발가락 스트레칭

의자에 앉아 한쪽 발을 다른 다리 위에 올려놓는다. 손으로 발가락을 잡고 천천히 앞으로 구부렸다 펴기를 20~30초씩 반복한다. 발가락 사이에 손가락을 끼우고 가볍게 좌우로 움직여 발가락의 긴장을 풀어준다.

발바닥 공 굴리기

바닥에 골프공이나 테니스공 같은 작은 공을 놓고 발바닥으로 천천히 굴리며 마사지하듯 압력을 준다. 발바닥 전체를 부드럽게 마사지해 발 근육과 족저근막의 긴장을 풀어줄 수 있으며, 혈액순환을 촉진하는 효과도 있다.

벽을 이용한 발목 스트레칭

벽을 마주 보고 서서 발가락을 벽에 댄 상태로 발뒤꿈치를 바닥에 붙인 채 발목을 천천히 앞으로 기울인다. 종아리와 아킬레스건이 늘어나는 느낌을 15~20초 정도 유지한다. 하루에 여러 차례 반복하면 발목 유연성과 혈액순환 향상에 좋다.

수건 잡기 운동

바닥에 수건을 깔고 발가락으로 수건을 잡아당기는 동작을 10~15회 반복한다. 이 운동은 발바닥 근육을 강화하여 발의 균형과 안정성을 높이는 효과가 있다.

발목 돌리기

앉은 자세에서 한쪽 다리를 들어 발목을 시계 방향과 반대 방향으로 천천히 돌린다. 양쪽 발목을 번갈아 가며 각각 10회씩 반복하면 발목의 긴장 완화와 유연성 향상에 효과적이다.

발 스트레칭은 언제든지 간편하게 할 수 있지만, 특히 아침에 일어나자마자 또는 일과를 마친 후 자기 전에 하는 것이 가장 효과적이다. 매일 꾸준히 실천하면 발의 건강을 유지할 뿐 아니라 발에서부터 시작된 균형과 건강이 온몸으로 이어지는 것을 경험할 수 있다.

결국, 발 스트레칭은 전신 건강을 지키는, 가장 쉬우면서도 효과적인 방법이다. 발 건강 관리는 하루 10분의 스트레칭 습관에서부터 시작된다는 점을 잊지 말고 매일 꾸준히 실천하는 것이 좋다.

2장

신발과 발 건강

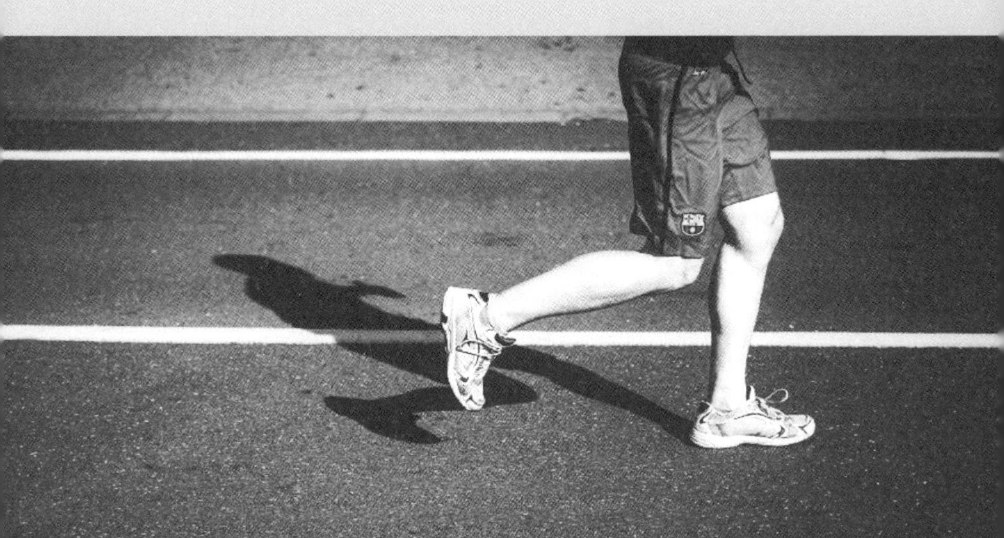

발 앞부분은 충분한 공간이 확보되어 있어야 하고, 발뒤꿈치와 발목 부분이 안정적으로 지지받을 수 있는 신발을 선택해야 한다. 또한, 신발 내부의 쿠션이 적절히 충격을 흡수하고 발의 움직임을 지지할 수 있도록 제작된 신발을 선택하는 것이 좋다.

좋은 신발이란 무엇인가?

신발을 선택할 때 대부분의 사람들은 디자인이나 유행을 가장 먼저 고려한다. 하지만 발 건강과 전신 건강을 생각한다면 신발을 선택하는 기준은 달라져야 한다. 신발은 발을 보호하는 도구인 동시에 발의 구조를 지지하고 균형 잡힌 자세를 유지하게 하는 필수 장치다. 특히 나이가 들어감에 따라 발의 기능, 근육과 관절이 약해지기 때문에 더욱 신발을 신중하게 선택해야 한다.

우리가 매일 사용하는 신발이 발 건강에 중요한 이유는, 잘못된 신발을 신으면 발의 아치나 체중 분포가 망가지고, 그 영향이 발에서 끝나지 않고 무릎과 허리, 심지어 척추까지 연결되어 영향을 미치기 때문이다. 즉, 신발은 몸 전체의 균형과 안정성을 좌우하는 중요한 요소다.

그렇다면 발 건강을 지키는 신발이란 어떤 신발일까? 발가락에 여유 공간이 충분히 있는 신발이어야 한다. 앞부분이 지나치게 좁거나 뾰족한 신발은 발가락을 변형시키고 발톱 건강까지 악화시킬 수 있다. 특히 무지외반증이나 발가락이 겹쳐지는 증상을 유발할 수 있으므로, 발 앞부분에 여유가 있는 신발을 선택하는 것이 중요하다.

올바른 신발 선택은 발의 혈액순환을 원활하게 해주어 건강에도 긍정적인 영향을 준다. 너무 좁거나 딱딱한 신발은 혈류를 제한하여 발의 냉증이나 저림과 같은 혈액순환 장애를 일으킬 수 있다. 특히 당뇨나 말초 혈관 질환이 있는 사람들은 혈액순환에 신경 써서 발의 건강을 유지하는 신발을 신는 것이 필수적이다.

결국, 좋은 신발이란 멋진 디자인을 가진 신발이 아니라, 자신의 발 구조와 형태에 맞게 아치를 잘 유지하고, 충격을 효과적으로 흡수하며, 발가락과 발 전체에 편안함을 주는 신발이다. 좋은 신발은 발뿐 아니라 몸 전체의 건강을 유지하게 해주는 가장 기초적인 도구다. 신발 선택을 단지 패션의 관점이 아니라 건강의 관점에서 바라볼 때, 무릎과 허리, 몸 전체의 건강을 지킬 수 있다. 올바른 신발 선택이야말로 우리의 건강한 삶을 위해 가장 중요한 첫걸음이다.

신발 선택과 발 건강

우리는 신발을 선택할 때 대개 디자인이나 패션적 요소에 중점을 두는 경향이 있다. 그러나 신발의 본질적인 기능은 발을 보호하고 지지하며 편안하게 해주는 데 있다. 신발은 매일 우리 몸의 무게를 지탱하는 발의 건강을 직접 좌우한다. 그렇기에 잘못된 신발을 계속 착용하는 것은 발뿐 아니라 온몸의 건강에도 심각한 악영향을 미칠 수 있다.

잘못된 신발 선택이 가장 흔하게 초래하는 문제는 발가락 변형이다. 특히 여성들이 많이 신는 좁고 뾰족한 신발이나 높은 굽의 구두는 발가락을 압박해서 엄지발가락이 안쪽으로 휘는 무지외반증을 유발한다. 무지외반증은 초기엔 경미한 통증이나 미관상의 문제로만 생각할 수 있지만, 시간이 지날수록 통증이 심해지고 걸음걸이가 바뀌면서 결국 무릎, 골반, 척추의 불균형으로 이어질 가능성이 크다.

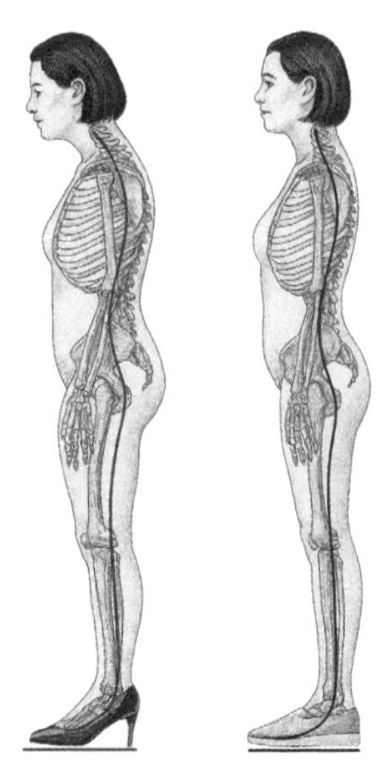

높은 굽의 신발 역시 발 건강을 악화시키는 주범이다. 하이힐을 장시간 착용하면 발의 체중이 앞쪽으로 몰려 발가락과 발바닥 앞부분에 과도한 압력이 가해진다. 이로 인해 발바닥의 지방층이 얇아지고 아치가 무너져 충격 흡수 기능이 떨어지면서, 족저근막염이나 발바닥 통증, 무릎 관절염 등의 문제를 일으킬 수 있다. 또한, 무게 중심이 앞으로 쏠려 허리를 과도하게 꺾게 되며, 척추 건강에도 악영향을 미친다.

반대로 너무 딱딱하고 쿠션이 없는 신발을 신으면 발바닥의 지방층과 근육에 과도한 충격이 가해져 발 피로가 누적되고, 족저근막염과 같은 만성적인 문제를 초래할 수 있다. 나이가 들어감에 따라 발바닥의 지방층과 근육이 얇아지면서 충격 흡수 능력이 저하되기 때문에, 이런 신발을 신으면 발바닥은 물론 온몸의 피로가 빠르게 누적된다.

또한, 발에 너무 꽉 끼는 신발을 신으면 혈액순환에도 부정적인 영향을 준다. 발은 심장에서 가장 먼 곳에 있어서 혈액순환이 원활하게 이루어지기 어려운 부위인데, 지나치게 압박하는 신발은 발로 향하는 혈류를 방해하고, 발 저림이나 혈액순환 장애로 인한 부종과 같은 문제를 일으킬 수 있다. 이런 상태가 계속 반복되면 말초 혈관 질환으로 이어질 가능성도 배제할 수 없다.

운동화나 기능성 신발을 선택할 때도 잘못된 판단은 문제가 될 수 있다. 예를 들어 아치가 높은 사람이 지지력이 부족한 신발을 신으면 충격을 제대로 흡수하지 못하고 발목과 무릎에 큰 부담이 가해지며, 반대로 평발인 사람이 아치 지지력이 부족한 신발을 신으면 발목이 안쪽으로 과도하게 꺾여 무릎과 골반까지 무리를 줄 수 있다.

잘못된 신발 선택이 미치는 부정적인 영향을 예방하려면 발의 형태와 목적에 맞는 신발을 신는 것이 가장 중요하다. 발 앞부분은 충분한 공간이 확보되어 있어야 하고, 발뒤꿈치와 발목 부분이 안정적으로 지지받을 수 있는 신발을 선택해야 한다. 또한, 신발 내부의 쿠션이 적절히 충격을 흡수하고 발의 움직임을 지지할 수 있도록 제작된 신발을 선택하는 것이 좋다.

결국, 신발 선택은 디자인이나 유행만으로 결정할 문제가 아니다. 잘못된 신발 선택은 발 건강에 치명적인 영향을 주고, 발 건강의 악화는 곧 전신 건강의 문제로 연결된다. 신발을 고를 때는 반드시 자신의 발이 보내는 신호를 듣고, 디자인뿐 아니라 발 건강을 우선으로 고려해야 한다. 발에 맞는 신발을 신는 것은 몸 전체의 균형 유지와 건강한 생활을 위한 필수적인 선택이라는 점을 기억해야 한다.

신발 사이즈의 중요성

거듭 이야기하지만 일상적인 신발은 발 앞꿈치와 신발 사이의 간격이 1~1.5cm 정도로 여유가 있어야 한다. 신발을 선택할 때 가장 중요한 요소 중 하나가 바로 정확한 사이즈이다. 그러나 생각보다 많은 사람들이 자신의 정확한 발 사이즈를 모르거나, 디자인만 보고 신발을 고르는 경우가 많다. 신발 사이즈를 잘못 선택하면 발 건강뿐 아니라 신체 전체에도 심각한 영향을 줄 수 있다. 발에 꼭 맞는 신발을 고르는 것이 왜 중요한지, 그리고 올바른 신발 사이즈를 선택하는 방법은 무엇인지 정확히 이해할 필요가 있다.

먼저, 발보다 작은 신발을 신게 되면 발이 계속 압박을 받아 혈액순환이 방해받고, 발가락 관절과 발바닥에 무리한 압력이 가해진다. 이런 압력은 무지외반증, 발가락 사이 신경이 압박받아 통증을 일으키는 지간신경종, 발톱 변형과 같은 다양한 문제를 초래할 수 있다. 특히 장기간 작은 사이즈의 신발을 신으면 발가락이나 발톱이 변형되어 통증과 함께 정상적인 보행을 어렵게 만들고, 시간이 지나면서 발목, 무릎, 척추의 균형에도 악영향을 끼친다.

반대로 너무 큰 신발을 신으면 발이 신발 내부에서 앞뒤, 좌우로 움직이며 불안정성이 증가한다. 이로 인해 발이 쉽게 피로하고, 발바닥이나 뒤꿈치에 굳은살과 티눈이 생기기 쉬우며, 발목이나 무릎 관절에 추가적인 스트레스를 가하게 된다. 특히 보행 중 발의 미세한 움직임이 증가하면 발목을 삐거나 넘어지는 사고 위험도 커지므로 주의가 필요하다.

그렇다면 정확한 사이즈의 신발은 어떤 신발일까?

첫째, 발가락과 신발 앞부분 사이에 적절한 여유 공간이 있어야 한다. 발가락이 편안하게 움직일 수 있도록 신발 앞부분에 최소한 1~2cm, 즉 엄지손가락 너비의 여유 공간이 확보되는 것이 이상적이다. 이는 걸을 때 앞으로 밀리는 발가락이 압박받지 않고 자연스럽게 움직일 수 있도록 하기 위함이다.

둘째, 발의 가장 넓은 부위인 발볼 부분이 편안하게 맞는지 확인해야 한다. 발볼이 꽉 끼면 발가락 사이에 압력이 증가하여 지간신경종이나 통증의 원인이 될 수 있으므로, 발볼이 편안한 느낌을 주는 신발을 선택해야 한다.

셋째, 발뒤꿈치 부분이 안정적이어야 한다. 신발 뒤꿈치 부분, 즉 힐컵이 발뒤꿈치를 부드럽게 감싸면서도 단단히 잡아줘야 한다. 발뒤꿈치가 흔들리지 않으면 발목 안정성이 유지되어 보행 시 편안함과 안정감을 느끼게 된다.

넷째, 신발 사이즈는 오후나 저녁 시간에 측정하는 것이 좋다. 발은 하루 동안 활동하며 부피가 늘어나기 때문에, 오후나 저녁 시간에 발 사이즈를 측정하고 신발을 신어보는 것이 발의 실질적인 크기에 가장 잘 맞는 신발을 고르는 방법이다.

다섯째, 두 발의 크기가 조금씩 다를 수 있다는 점을 기억해야 한다. 사람마다 좌우 발의 크기가 조금씩 다른 경우가 흔하므로, 신발을 신을 때는 더 큰 발을 기준으로 사이즈를 선택하는 것이 바람직하다. 이때 작은 발은 깔창이나 패드를 이용해 미세하게 조정하면 더 편하게 신을 수 있다.

마지막으로, 브랜드와 모델에 따라 신발 사이즈가 조금씩 다를 수 있음을 기억해야 한다. 따라서 신발을 살 때는 가능하면 실제로 신어보고 5분 이상 걸어보면서 발의 불편한 느낌이나 압박감이 없는지 확인하는 습관을 기르는 것이 필요하다.

올바른 신발 사이즈 선택은 발 건강과 전신 건강을 지키는 첫걸음이다. 매일 사용하는 신발이 발에 잘 맞지 않으면, 통증과 피로뿐 아니라 자세 불균형과 온몸의 통증으로까지 이어질 수 있다. 발 사이즈에 꼭 맞는 신발을 선택하여 발 건강을 지키고, 나아가 건강한 삶과 전신 균형 유지의 기본을 만들어나가는 것이 중요하다. 신발 사이즈 선택을 신중히 하여 발과 몸 전체의 건강을 지켜나가는 현명한 습관을 길러야 할 것이다.

발볼 넓이

발 건강에 있어 중요한 요소가 바로 발볼이다. 발볼은 발에서 가장 폭이 넓은 부위를 말하며, 사람마다 그 너비가 모두 다르다. 발볼은 신발 선택에서 흔히 간과되지만, 신발을 편하게 신을 수 있는지, 나아가 발 건강을 유지할 수 있는지를 결정하는 중요한 기준이다. 그러나 많은 사람들이 발볼의 중요성을 무시하고 디자인이나 길이만 고려하여 신발을 선택해, 발 건강에 좋지 않은 결과를 초래하곤 한다.

발볼이 넓은 사람들은 신발을 신을 때 흔히 불편함을 느낀다. 신발이 너무 좁거나 발볼이 맞지 않을 경우, 발가락과 발 옆쪽에 압력이 계속 가해져 통증이 발생할 수 있다. 특히 발볼이 좁은 신발을 오래 착용하면 엄지발가락 관절이 바깥쪽으로 휘어지는 무지외반증, 혹은 새끼발가락 관절이 안쪽으로 꺾이는 소건막류와 같은 발가락 변형이 나타날 수 있다. 이런 증상은 초기에 가벼운 불편감으로 시작되지만, 장기적으로 걸음걸이에까지 영향을 미쳐 무릎, 골반, 허리와 같은 신체 전반의 균형에도 악영향을 준다.

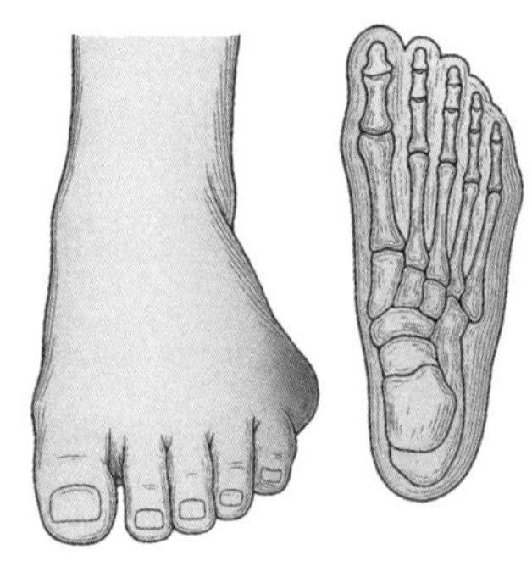

반대로 발볼이 넓은 사람이 적절히 넓은 신발을 선택하면 발가락과 발바닥이 자연스럽게 펴져 균형 잡힌 체중 분산이 가능해진다. 발의 형태에 맞는 충분한 너비를 확보한 신발을 신으면 발에 가해지는 압력이 발바닥 전체에 고르게 분산되며, 그 결과 장시간 서 있거나 걸을 때도 발이 쉽게 피로해지지 않고, 보행 자세가 안정적이며 편안해진다. 이는 곧 발목이나 무릎, 허리에 전해지는 충격을 최소화해 전신 건강을 지키는 데도 중요한 역할을 한다.

그렇다면 발볼에 맞는 신발을 선택할 때는 어떤 점에 주의해야 할까?

첫째, 신발을 신었을 때 발볼 부분에서 발가락이 편안하게 움직일 수 있는 공간이 충분히 있는지 확인해야 한다. 신발을 신었을 때 발볼 부분이 옆에서 압박을 느끼지 않아야 하며, 발가락이 자연스럽게 펼쳐지는 공간을 제공해야 한다. 신발을 착용했을 때 발가락을 자유롭게 움직일 수 있는 공간이 있는 것이 이상적이다.

둘째, 자신의 발볼 너비를 정확히 파악해야 한다. 일반적으로 신발 사이즈를 선택할 때는 발의 길이만 고려하기 쉽지만, 발볼의 폭 역시 매우 중요한 요소다. 최근에는 발볼 사이즈를 고려해 폭이 다양한 모델을 제공하는 브랜드가 많으므로, 자신에게 적절한 발볼 너비, 즉 와이드, 미들, 트레킹, 어번 등을 정확히 측정하고 이를 바탕으로 신발을 선택하면 더욱 편안한 착용감을 얻을 수 있다.

셋째, 신발 소재의 유연성 또한 중요하다. 발볼이 넓은 사람은 발볼이 쉽게 압박받지 않도록 신발의 소재가 부드럽고 유연한 재질을 선택하는 것이 좋다. 가죽이나 신축성 있는 소재는 발 모양에 맞게 자연스럽게 늘어나며 발볼을 편안하게 감싸준다.

넷째, 발볼이 특히 넓거나 발에 구조적 문제가 있다면, 맞춤형 신발이나 맞춤형 깔창을 사용하는 것도 좋은 방법이다. 맞춤형 신발이나 깔창은 발의 형태와 발볼에 최적화되어 있어 보행의 안정성을 높이고 통증을 예방하는 데 매우 효과적이다.

중장년층에서는 발볼이 점차 넓어지는 현상이 나타난다. 나이가 들수록 발의 근육과 인대가 느슨해지고 아치가 무너지면서 발볼이 자연스럽게 넓어지는 경향이 있기 때문이다. 이 시기에는 발볼의 변화가 더욱 뚜렷해지므로, 발볼에 꼭 맞는 신발을 선택하고 발 건강을 철저히 관리하는 것이 더욱 중요해진다.

발볼에 맞는 신발 선택은 단순히 발의 편안함만을 위한 것이 아니다. 발볼 너비에 따라 신발을 정확히 선택하면 보행이 안정되고, 온몸의 균형과 건강을 유지할 수 있다. 발볼의 중요성을 이해하고 신발을 선택하는 습관은 곧 발과 몸 전체의 건강을 지키는 가장 현명하고 실질적인 방법이다. 신발을 고를 때는 디자인뿐 아니라 발의 형태와 발볼까지 고려하는 현명한 습관을 기르는 것이 좋다. 참고로 비바미 신발은 소비자의 발 건강을 위하여 4가지 발볼 넓이를 가진 사이즈를 갖추고 있다.

신발의 통기성

신발을 선택할 때 놓치기 쉬운 중요한 요소가 통기성이다. 통기성은 신발 안팎으로 공기가 얼마나 잘 순환되는지를 의미하는데, 통기성이 좋지 않은 신발을 착용하면 발의 습기와 온도가 높아져 발 건강에 여러 문제를 초래할 수 있다. 특히 중장년층에게 통기성은 발 건강을 유지하는 데 필수적이다.

발은 우리 몸에서 가장 땀이 많이 나는 부위 중 하나이다. 하루에 약 200mL 정도의 땀을 분비하는데, 이 땀이 제대로 배출되지 못하면 신발 내부가 습하고 덥게 유지되어 곰팡이가 번식하기에 적합한 환경을 만든다. 대표적으로 발 무좀은 통기성이 좋지 않은 신발을 오래 신을 때 흔히 발생하는 문제로, 가려움증, 발 냄새, 발톱 변형 등 다양한 불편함을 초래할 수 있다.

통기성이 부족한 신발은 또한 피부 질환의 위험을 높인다. 발의 습한 환경은 피부를 약하게 만들어 세균과 곰팡이가 쉽게 증식할 수 있는 환경을 조성하며, 피부가 부드러워지고 약해져 쉽게 갈라지거나 물집, 염증이 생길 가능성도 커진다. 특히 당뇨병과 같은 만성질환이 있는 사람은 피부 감염 위험이 더 커질 수 있어 주의가 필요하다.

신발의 통기성 부족은 혈액순환에도 악영향을 줄 수 있다. 발의 온도가 과도하게 높아지면 혈관이 팽창되어 혈액이 정체되거나 발이 쉽게 붓게 되고, 이로 인해 발의 피로가 증가하고 저림이나 불편한 증상이 나타날 가능성도 있다. 특히 나이가 들면서 혈관의 탄력이 저하되어 혈액순환이 자연스럽게 둔화되는 중장년층은 더욱 주의가 필요하다.

그렇다면 신발의 통기성을 높이는 방법에는 어떤 것들이 있을까?

첫째, 신발을 고를 때 소재를 잘 살펴야 한다. 천연 가죽, 메시(Mesh) 소재, 면 등 공기가 잘 통하는 소재로 만들어진 신발을 선택하면 발 내부의 습기와 온도를 조절하는 데 효과적이다. 반대로 합성 가죽이나 합성 고무 소재의 신발은 땀이 잘 배출되지 않아 발의 온도를 높이고 습기를 가둬 발 건강을 해칠 수 있으므로 피하는 것이 좋다.

둘째, 종일 신발을 착용해야 한다면 최소 2켤레 이상의 신발을 번갈아 신는 것이 이상적이다. 같은 신발을 연속으로 신으면 습기가 제대로 빠지지 않아 세균이나 곰팡이가 번식하기 쉬운 환경이 되기 때문이다. 신발을 교대로 신으면 사용하지 않을 때 자연스럽게 습기가 제거되어 발 건강에 도움이 된다.

셋째, 신발을 벗은 후에는 반드시 신발 내부를 충분히 건조시켜야 한다. 특히 땀이 많거나 습기가 많은 계절에는 신발 내부를 통풍이 잘 되는 곳에 두거나, 습기 제거제를 넣어 관리하는 것도 좋은 방법이다. 이렇게 하면 세균 번식을 예방하고, 신발의 수명도 늘릴 수 있다.

넷째, 양말 선택도 중요하다. 흡습성과 통기성이 좋은 면 소재나 기능성 섬유로 만들어진 양말을 선택하면 신발 내부의 습기를 효과적으로 줄일 수 있다. 반대로 통기성이 떨어지는 나일론 소재나 합성섬유 양말은 발의 습기 배출을 방해하여 발 건강에 좋지 않은 영향을 줄 수 있다.

결국, 신발의 통기성은 단순히 발의 쾌적함뿐 아니라 전반적인 발 건강과 직결되는 중요한 요소이다. 발의 건강이 악화되면 신체의 균형과 안정성에도 영향을 미치기 때문에, 통기성을 우선 고려한 신발 선택과 철저한 관리가 중요하다. 발을 쾌적하고 건강하게 유지하기 위한 첫걸음은 바로 통기성이 좋은 신발을 고르는 데서 시작한다는 점을 잊지 말아야 할 것이다.

장시간 신발 착용의 문제

우리는 신발을 신고 하루 대부분의 시간을 생활한다. 직장 생활, 외출, 운동 등 대부분의 일상에서 신발을 장시간 착용하는데, 이렇게 오랜 시간 발을 신발 안에 가두어두는 것은 생각보다 심각한 문제를 초래할 수 있다. 발은 본래 다양한 표면을 밟고 자유롭게 움직이며 자극을 받아야 건강한 상태를 유지할 수 있는데, 장시간 신발 착용은 이러한 발의 자연스러운 기능과 움직임을 제한한다.

가장 대표적인 문제는 발바닥 통증이다. 장시간 신발을 신으면 발바닥은 지속적인 압력과 마찰을 받게 되고, 이로 인해 발바닥의 지방층이 얇아지면서 통증이 나타날 수 있다. 특히 쿠션이 부족하거나 너무 딱딱한 신발을 오래 착용하면 발바닥 지방층이 얇아져 족저근막염 같은 만성적인 염증성 질환이 발생할 위험이 크다. 발바닥이 아프면 몸은 자연스럽게 불균형한 자세를 취하게 되고, 이는 무릎이나 허리 등 신체 전반에 걸쳐 만성적인 통증으로 이어질 수 있다.

두 번째로 자주 나타나는 문제는 바로 발가락 변형이다. 좁고 딱딱한 신발을 오랫동안 신으면 엄지발가락이 안쪽으로 휘는 무지외반증이나 발가락의 신경이 압박되는 지간신경종이 발생할 가능성이 크다. 특히 발 앞부분이 좁은 신발을 계속 착용하는 여성들에게서 흔히 나타나며, 발가락에 심한 통증과 함께 걸음걸이까지 불안정해지는 문제가 발생할 수 있다.

세 번째로 나타날 수 있는 문제는 발톱 변형이다. 발톱이 계속 신발에 눌리거나 마찰되면 발톱이 변형되거나 두꺼워지며, 발톱이 살 속으로 파고드는 내성 발톱과 같은 문제가 발생할 수 있다. 내성 발톱은 방치하면 염증과 심한 통증을 유발하고, 심각한 경우 수술이 필요할 수도 있다.

장시간 신발 착용은 또한 발 피부 건강에도 부정적인 영향을 준다. 신발 안에서 발의 습기와 열이 배출되지 못하면 무좀과 같은 곰팡이 감염이 쉽게 발생하며, 발 냄새나 가려움증, 피부 갈라짐 같은 다양한 불편감을 유발할 수 있다. 특히 습한 환경에 오랜 시간 노출된 발은 피부가 약해지고 세균 감염에 취약해질 수 있다.

이외에도 장시간 신발을 신으면 발가락의 움직임이 제한되어 발 근육과 힘줄이 약화된다. 발 근육이 약화되면 발의 유연성이 떨어지고, 이는 결국 보행과 균형 유지 능력까지 저해할 수 있다. 중장년층에서는 발 근육과 인대의 탄력이 감소해 이런 문제가 더욱 두드러지게 나타날 수 있다.

이러한 발 문제를 예방하거나 완화하기 위해서는 다음과 같은 노력이 필요하다.

첫째, 장시간 신발을 착용하는 상황에서는 가능한 한 중간중간 발을 쉬게 하고 신발을 벗어 휴식을 취하는 것이 좋다. 신발을 벗고 맨발로 몇 분 동안 걸어 다니거나 스트레칭을 하면 발 근육과 힘줄의 긴장을 완화할 수 있다.

둘째, 발에 맞는 적절한 신발을 선택해야 한다. 신발은 발 앞쪽에 충분한 공간이 있어 발가락이 압박받지 않도록 하고, 발바닥 쿠션이 적절히 충격을 흡수해주는 것을 골라야 한다. 또한, 발이 쉽게 숨 쉴 수 있도록 통기성이 뛰어난 신발을 선택하면 더욱 효과적이다.

셋째, 일과 후에는 발 마사지를 통해 긴장된 근육과 힘줄을 풀어주는 것이 좋다. 특히 족욕 또는 발바닥 마사지를 하면 혈액순환을 촉진하고 발의 피로를 빠르게 풀어줄 수 있다.

마지막으로, 발의 근육과 관절을 꾸준히 스트레칭하고 운동

함으로써 장시간 신발 착용으로 인한 문제를 예방할 수 있다. 발가락을 펴고 구부리거나 발바닥으로 작은 공을 굴리는 간단한 운동은 발의 근육을 활성화하고, 발바닥과 발목의 유연성을 유지하는 데 매우 효과적이다.

장시간 신발 착용이 불가피한 일상생활에서 발 건강을 유지하려면, 발이 보내는 작은 신호에도 민감하게 반응하고 꾸준히 관리하는 것이 중요하다. 발을 주기적으로 쉬게 하고, 편안한 신발을 선택하며, 적절한 스트레칭과 마사지를 병행하면 발 건강뿐 아니라 전신 건강까지 유지할 수 있을 것이다.

3장

맨발 신발과 발 건강

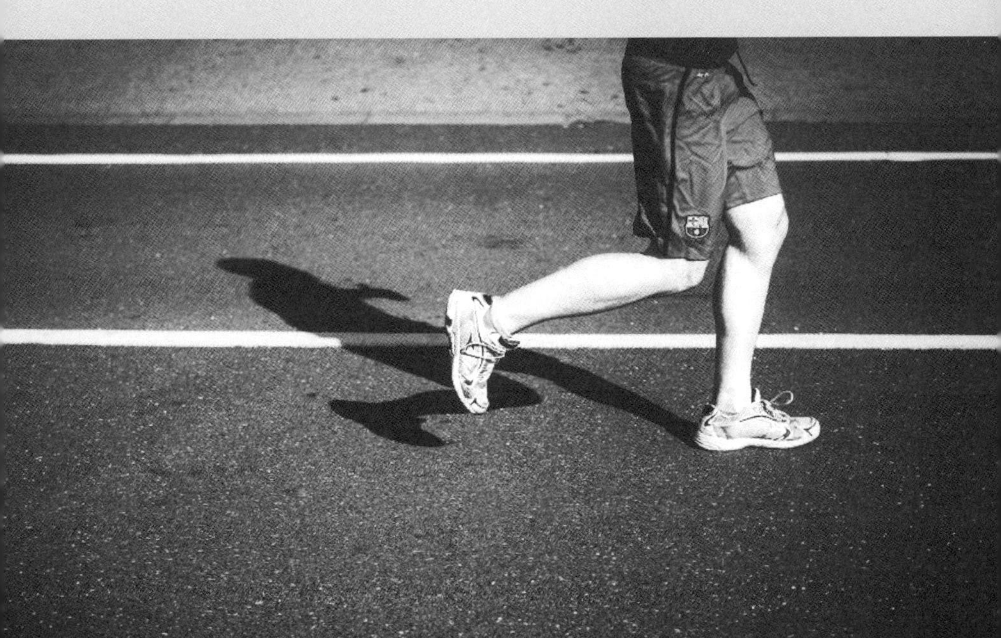

맨발 신발은 발 본연의 기능을 회복시키고 발 건강을 자연스럽게 증진하는 효과를 가지고 있다. 이는 발의 건강뿐만 아니라 몸 전체의 균형과 자세까지 개선하여 건강한 삶을 유지하는 데 큰 도움이 될 수 있다.

맨발 신발이란 무엇인가?

최근 들어 건강과 자연스러움을 추구하는 라이프스타일이 주목받으면서, 신발의 선택에서도 맨발에 가까운 느낌을 주는 맨발 신발(Barefoot Shoes)이 관심을 끌고 있다. 맨발 신발이란 간단히 말해 발을 최소한으로 보호하면서도 최대한 맨발에 가깝게 보행할 수 있도록 만들어진 신발을 말한다. 전통적인 신발과 달리 바닥이 얇고 유연하며, 발가락이 자연스럽게 움직일 수 있도록 공간을 확보해주는 특징이 있다.

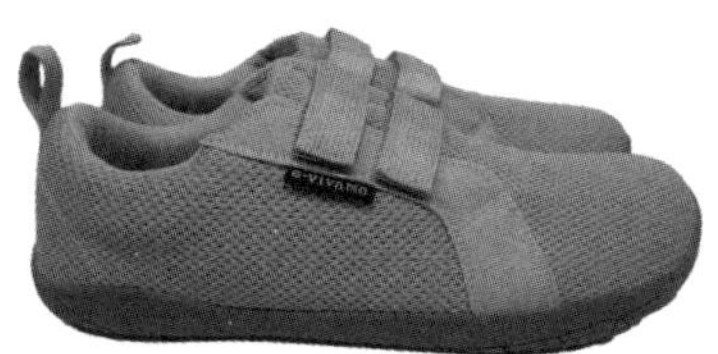

맨발 신발은 현대 사회에서 우리가 놓치고 있는 자연적 보행이라는 철학과 깊은 관계를 맺고 있다. 현대의 신발은 발을 보호한다는 명목 아래 지나치게 두껍고 단단하게 설계되어, 발

본연의 기능을 억제하고 자연스러운 움직임을 방해한다는 주장에서 시작된 것이 바로 맨발 신발 철학의 핵심이다.

맨발 신발 철학의 근본적인 개념은 인간 본연의 신체 구조를 최대한 활용하고 존중하는 데 있다. 즉 인간은 원래 맨발로 걷고 달리도록 진화했으며, 인간의 발은 이미 스스로 뛰어난 충격 흡수와 균형 잡힌 보행이 가능한 구조로 완벽하게 디자인되었다고 보는 것이다. 인류는 수백만 년 동안 맨발로 다양한 지형 위를 걸으며 진화해왔고, 발의 구조는 이 과정에서 최적의 상태로 발달하였다.

맨발 신발의 기본 개념은 크게 3가지로 설명할 수 있다.

첫째, 자연스러움(Naturalness)이다. 맨발 신발은 자연스러운 발의 움직임을 최대한 지원하도록 설계되어 있다. 발바닥의 쿠션을 최소한으로 줄이고, 얇고 유연한 밑창을 사용해 발바닥이 지면의 상태를 생생하게 느끼도록 한다. 이는 신발의 도움을 최소화하여 인간 본연의 균형 감각과 감각 수용체를 최대한 활성화시키는 것을 목표로 한다. 즉, 가능한 한 발이 스스로 지면과 소통할 수 있도록 하여 발의 기능을 회복하는 것을 지향한다.

둘째, 최소주의(Minimalism)다. 맨발 신발은 발에 대한 보호와 최소한의 방어기능만 제공하며, 인위적인 쿠션, 두꺼운 밑창, 굽과 같은 불필요한 요소를 제거한다. 이런 접근은 발 근육과 인대를 더 강하게 만들고 발 본연의 기능을 복원하기 위함이다. 특히 제로 드롭이라 불리는, 뒤꿈치와 앞부분의 높이 차이가 없는 신발 밑창의 구조는 맨발과 동일한 자세로 서고 걷게 해 신체의 균형을 자연스럽게 회복시키는 개념이다.

셋째, 기능적 단순성(Functionality)을 추구한다. 맨발 신발은 발을 보호하는 최소한의 역할만 수행하고, 다른 기능적 요소는 최대한 절제하는 구조로 설계된다. 이렇게 최소한의 보호와 최소한의 간섭만 유지하는 이유는 발이 스스로 기능할 수 있도록 여지를 남겨두기 위함이다. 지나친 보호나 보조는 오히려 발 근육과 힘줄을 약화시키며, 그 결과 발은 자생력을 잃고 약해지게 된다는 인식을 바탕으로 한다.

맨발 신발의 철학은 발 건강뿐 아니라 삶의 태도와도 깊이 연관된다. 현대인은 편안함이나 보호라는 명목으로 신발을 통해 신체의 기능을 점점 잃어가고 있으며, 이는 결국 신체적, 정신적 건강 문제까지도 연결될 수 있다는 주장을 담고 있다. 맨발 신발을 신음으로써 우리는 본연의 감각을 회복하고, 스스로 균형을 잡고, 자신을 보호하는 자연적인 힘을 다시 깨닫게 된다.

물론 맨발 신발이 모든 사람에게 완벽한 해결책이 될 수는 없다. 특히 중장년층처럼 오랜 기간 두꺼운 신발에 익숙해진 사람의 경우 갑자기 맨발 신발로 전환하면 발의 부담이 커질 수 있다. 따라서 맨발 신발을 처음 접할 때는 신중한 접근이 필요하다. 점진적으로 적응하는 과정, 발의 근육과 인대를 천천히 강화하는 운동이 병행되어야 한다.

맨발 신발의 철학과 개념은 우리 몸이 원래 가진 자연스러운 능력을 최대한 발휘하도록 한다는 것에 중심을 둔다. 우리가 발을 다시 자유롭게 해주고 자연적 움직임을 되찾아주면, 발을 포함한 신체 전체가 더 건강하고 튼튼하게 유지될 수 있을 것이다. 이것이 바로 맨발 신발이 지향하는 본연의 철학이며, 동시에 우리가 자연스러운 상태로 되돌아가 건강을 회복하는 중요한 출발점이 될 수 있다.

맨발 신발과 일반 신발의 차이점

최근 신발 시장에는 맨발 신발이라는 새로운 개념이 등장하면서 많은 관심을 받고 있다. 일반적인 신발과는 근본적으로 다른 맨발 신발의 특징은 무엇이며, 두 종류의 신발이 발 건강에 어떤 영향을 주는지 명확히 이해할 필요가 있다.

일반적인 신발과 맨발 신발은 목적부터 설계, 기능에 이르기까지 매우 뚜렷한 차이를 가지고 있다.

먼저 일반적인 신발은 발을 보호하고 편안함을 제공하며, 걷거나 달릴 때 충격을 흡수하기 위한 목적으로 만들어졌다. 따라서 대부분의 일반 신발은 두꺼운 쿠션이 들어가 있고, 발뒤꿈치 부분이 높아 발바닥과 지면 사이에 상당한 거리를 만들어준다. 또한, 발의 형태를 미리 정해놓고 신발에 발을 맞추는 방식으로 제작되기 때문에 발이 신발의 형태에 따라 압박을 받는 경우가 많다. 이로 인해 발의 자연스러운 움직임이 제한되고 발가락의 활동이 줄어들어 발 근육과 인대의 힘이 약해질 수 있다.

반면, 맨발 신발은 본래 인간의 발이 가진 자연적 기능과 움직임을 최대한 회복시키는 목적이 있다. 맨발 신발은 매우 얇고 유연한 밑창을 사용하며, 신발의 뒤꿈치와 앞부분의 높이 차이가 전혀 없는 이른바 제로 드롭 방식을 사용한다. 이 구조는 발과 지면 사이의 거리를 최소화하여 발이 자연스럽게 지면을 느낄 수 있게 도와준다. 또 발가락 부분이 넓게 설계되어 발가락이 자연스럽게 벌어지고 움직일 수 있도록 한다.

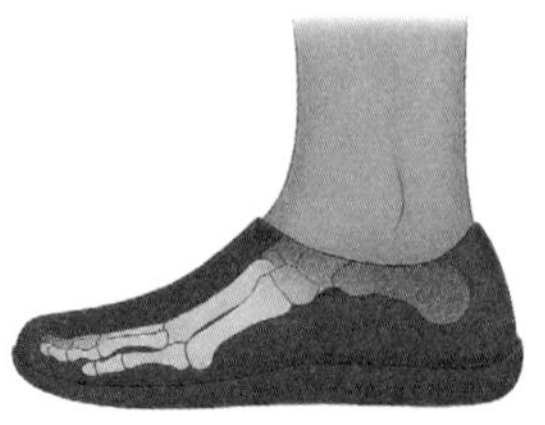

비바미 맨발 신발

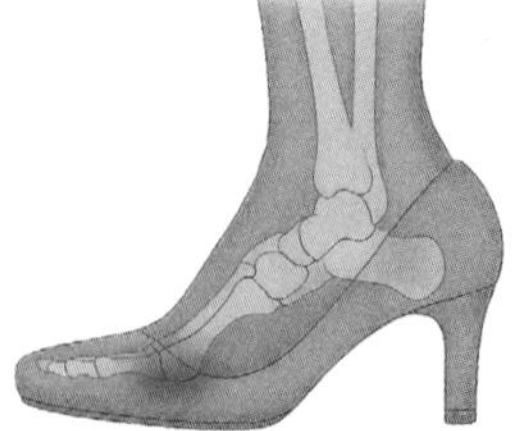

뒤꿈치 높은 신발

일반적인 신발을 착용할 경우, 발의 감각이 둔화되어 보행 시 발이 지면의 변화를 잘 감지하지 못한다. 이 때문에 보행 시 자연스러운 균형 유지 능력이 감소되고, 발의 근육과 인대가 점차 약해진다. 특히 오랜 기간 두꺼운 신발을 착용하면 발바닥 근육이 점점 약화되어 보행의 효율성은 물론 균형 감각과 자세에도 부정적인 영향을 줄 수 있다. 또한, 장기적으로 발목, 무릎, 척추의 관절에 부담을 가중시켜 관절염이나 허리 통증 같은 만성적 문제로 연결될 가능성이 크다.

반면 맨발 신발은 신발 착용 시 발의 자연스러운 움직임을 최소한으로 제한하며 발바닥의 감각 수용체를 최대한 활성화하여 발의 균형 감각과 근력을 증가시키는 데 초점을 둔다. 발바닥이 직접 지면을 느끼기 때문에, 발의 균형을 유지하는 근육과 인대가 활성화되고 강화된다. 장기적으로 보면 발의 자연스러운 근력과 유연성이 늘어나서 발목이나 무릎의 균형 유지가 좋아지고, 자세와 걸음걸이도 개선될 수 있다.

그러나 맨발 신발을 착용할 때는 주의할 점도 있다. 평생 일반 신발만 신어온 사람이 갑자기 맨발 신발을 신으면 발바닥 근육과 인대가 충격을 감당하지 못해 통증이나 부상의 위험이 커질 수 있다. 특히 중장년층의 경우 발바닥의 쿠션 기능이 이미 약해진 상태이기 때문에, 맨발 신발로의 전환은 매우 점진적이고 신중하게 이루어져야 한다. 초기에는 하루에 20~30분 정도만 착용하며 서서히 적응하는 과정이 필요하다.

결국, 일반 신발과 맨발 신발은 근본적인 개념과 목적에서 큰 차이를 가진다. 일반 신발이 발을 최대한 보호하고 편안함을 제공하는 데 초점을 둔다면, 맨발 신발은 발 본연의 기능을 회복하고 자연스러운 움직임을 촉진하는 데 주력한다. 각자의 발 상태와 생활환경을 고려하여 2가지 신발 유형의 장단점을 정확히 이해하고, 현명하게 신발을 선택하여 발과 온몸의 건강을 유지하는 것이 중요하다.

맨발 신발의 긍정적 영향

맨발 신발은 최근 들어 큰 인기를 얻고 있지만, 단순한 유행 이상의 깊은 의미와 효과를 가지고 있다. 맨발 신발이 추구하는 핵심은 인간의 발이 본래 가진 자연스러운 구조와 움직임을 최대한 존중하고 회복하는 것이다. 이 과정에서 발은 물론 신체 전반의 건강에도 긍정적인 영향을 준다. 그렇다면 맨발 신발을 착용할 때 구체적으로 어떤 장점이 있는지 하나씩 살펴보자.

첫 번째로, 발의 근육과 인대가 자연스럽게 강화된다. 맨발 신발을 신으면 발바닥이 얇은 밑창을 통해 지면의 자극을 직접 느끼게 된다. 이 과정에서 발바닥의 수많은 감각 수용체가 활성화되며, 평소 사용하지 않던 발바닥 근육과 인대가 자연스럽게 강화된다. 장기간 맨발 신발을 착용하면 발바닥 근육의 힘과 유연성이 늘어나서 족저근막염 같은 만성적인 발 질환을 예방하는 효과도 기대할 수 있다.

두 번째로, 걸음걸이와 자세가 개선된다. 일반적인 신발은 뒤꿈치가 높게 설계되어 자연스럽지 않은 보행 습관을 유발할 수 있다. 하지만 맨발 신발은 앞부분과 뒤꿈치의 높이가 같은 제로 드롭 구조로, 걷거나 달릴 때 자연스럽게 발바닥 전체로 체중이 분산된다. 이를 통해 자연스러운 걸음걸이가 유도되고, 발목과 무릎, 골반, 척추의 균형이 개선되어 신체 전체의 자세와 균형이 좋아지는 효과를 가져올 수 있다.

셋째, 발가락의 기능 회복과 안정성 증가를 기대할 수 있다. 맨발 신발은 발가락 부분에 충분한 공간을 제공해 발가락이 자유롭게 움직이게 한다. 발가락이 자연스럽게 움직이면 발바닥과 발가락의 근력이 늘어나고, 발가락이 보행 시 균형 유지와 추진력을 제공하는 본연의 기능을 회복하게 된다. 결과적으로 보행 시 안정성이 향상되고, 무지외반증 등의 발가락 변형이나 발바닥 통증을 예방할 수 있다.

넷째, 온몸의 균형과 자세 개선 효과를 준다. 발의 기능과 자세가 개선되면 발목과 무릎, 골반, 척추까지 이어지는 온몸의 균형에도 긍정적인 영향을 미친다. 맨발 신발을 신으면 신체의 무게 중심이 자연스럽게 발 전체에 고르게 분산되기 때문에, 관절에 가해지는 부담이 줄고 허리나 골반의 불균형으로 인한 통증을 완화하는 데 도움을 줄 수 있다. 특히 평소 잘못된 보행 습관으로 허리나 골반이 불편한 사람에게 더욱 효과적이다.

다섯째, 발의 혈액순환 촉진에도 도움이 된다. 맨발 신발을 착용하면 발바닥과 발가락이 계속 지면과 접촉하면서 자연스럽게 마사지 효과가 생긴다. 이런 자극은 발의 혈액순환을 촉진하여 발이 붓거나 저림, 냉증 등 혈액순환 장애 증상 개선에도 도움을 줄 수 있다. 특히 혈액순환이 저하되는 중장년층에게 맨발 신발의 이러한 이점은 더욱 중요하다.

하지만 맨발 신발의 이런 장점을 제대로 누리기 위해서는 점진적인 적응이 필요하다. 처음 착용할 때부터 너무 오래 신으면 오히려 발바닥 근육이 피로해지고 통증이 나타날 수 있기 때문이다. 따라서 처음에는 하루 20~30분 정도로 시작해서 서서히 착용 시간을 늘려가는 것이 필요하며, 적응 과정에서 발의 통증이나 불편감이 나타날 경우 무리하지 말고 점진적으로 시간을 조절해야 한다.

결론적으로 맨발 신발은 발 본연의 기능을 회복시키고 발 건강을 자연스럽게 증진하는 효과를 가지고 있다. 이는 발의 건강뿐만 아니라 몸 전체의 균형과 자세까지 개선하여 건강한 삶을 유지하는 데 큰 도움이 될 수 있다. 다만 개개인의 신체 상태와 발 건강 상태에 따라 신중한 접근과 충분한 적응 기간을 가지고 착용하는 것이 중요하다. 올바르게 착용하면 맨발 신발은 발과 전신 건강에 매우 긍정적인 변화를 가져올 수 있을 것이다.

발바닥 아치 형성을 돕는 맨발 신발

발바닥의 아치, 즉 족궁은 발 건강의 핵심이다. 발바닥 아치는 걷거나 뛸 때 충격을 흡수하고 균형을 잡는 데 결정적인 역할을 한다. 그러나 현대인은 두꺼운 쿠션이나 지나친 지지력의 신발에 익숙해져 발바닥 아치가 약화되거나 무너지는 현상을 겪고 있다. 이를 회복하고 발의 아치를 건강하게 유지하기 위한 효과적인 방법이 바로 맨발 신발이다.

맨발 신발은 발바닥의 아치를 강제로 받쳐주기보다 발의 근육과 인대가 스스로 발달하여 자연스럽게 아치를 형성하고 유지할 수 있도록 돕는 구조로 되어 있다. 기존의 쿠션이 많고 아치를 강제로 지지하는 신발은 발 근육이 기능할 필요성을 줄여 오히려 장기적으로 발 아치를 약화시키는 경향이 있지만, 맨발 신발은 정반대의 접근 방식을 사용한다.

맨발 신발이 발바닥 아치 형성을 돕는 이유는 다음과 같다.

첫째, 발바닥 근육의 활성화와 강화이다. 맨발 신발은 매우 얇고 유연한 밑창을 사용해 발바닥이 지면과 직접 소통하게 한다. 이러한 환경에서 발바닥 근육과 인대는 지면으로부터 받는 자극에 적극적으로 반응하고 움직이게 된다. 발 근육이 자주 사용될수록 근력이 늘어나고, 자연스럽게 발바닥 아치가 더 단단하고 건강하게 형성된다.

둘째, 발의 자연스러운 움직임을 촉진한다. 맨발 신발은 발이 자연스러운 형태와 움직임을 유지하도록 발가락 부분의 공간을 넓게 제공한다. 발가락이 자유롭게 움직이고 자연스럽게 힘을 쓸 수 있으면, 발바닥 아치를 형성하고 유지하는 근육과 힘줄들이 효과적으로 활성화되어 발의 구조적 안정성이 증가한다. 발가락의 움직임은 발바닥 아치를 형성하는 근육을 자극하고 강화하는 데 매우 중요하다.

셋째, 제로 드롭의 밑창 구조를 통해 자연스러운 발바닥 아치가 유지되도록 돕는다. 일반적인 신발의 높은 뒤꿈치는 발의 자연스러운 형태를 변형시켜 발바닥 아치에 과도한 부담을 준다. 하지만 맨발 신발은 뒤꿈치와 앞발의 높이가 동일한 구조로 되어 있어 발바닥이 균형 잡힌 상태에서 체중을 지탱하게 된다. 이렇게 하면 발의 자연스러운 구조를 유지하면서 발바닥의 아치를 건강하게 형성하는 데 도움을 줄 수 있다.

넷째, 균형 감각과 자세 개선을 통해 발바닥 아치의 기능을 높여준다. 맨발 신발은 발바닥의 감각을 활성화해 발의 균형과 자세 감각을 향상시킨다. 발이 안정적인 상태로 균형을 잡으면 발바닥 아치를 지지하는 근육과 인대도 자연스럽게 더 강화되어 발의 구조적 안정성이 높아진다. 또한, 몸의 전체적인 자세가 개선되면서, 발바닥 아치가 무너지거나 변형될 위험도 줄어든다.

다섯째, 발의 유연성을 높여 아치 형성을 돕는다. 맨발 신발은 매우 유연하고 가벼워, 걸을 때 발의 움직임을 전혀 제한하지 않는다. 발이 더 많이 움직이고 다양한 지면의 변화를 직접 느끼면서 발의 유연성이 자연스럽게 증가하고, 이는 발의 아치가 더 탄력 있고 건강하게 형성되는 데 도움을 준다.

마지막으로, 맨발 신발은 특히 평발이 있거나 발바닥 아치가 약화된 사람에게 더욱 유용할 수 있다. 맨발 신발은 아치를 인위적으로 지지하지 않고 발 근육을 활성화하여 자연스러운 아치 형성을 돕기 때문이다. 단, 평발이 심한 사람의 경우 초기에는 맨발 신발 착용을 짧은 시간부터 시작하여 점진적으로 늘리는 것이 중요하다. 초기에 너무 오랫동안 신으면 발바닥이 과도하게 피로하거나 통증을 느낄 수 있다.

결론적으로, 맨발 신발의 핵심 기능은 발바닥 아치를 스스로 지탱하고 유지하는 능력을 자연스럽게 회복시키는 것이다. 맨발 신발은 발의 자연적인 구조와 움직임을 존중하여, 발바닥 아치를 건강하게 형성하고 유지하는 근육과 인대를 활성화시키는 탁월한 도구다. 올바른 방법과 적절한 적응 기간을 두고 착용한다면, 맨발 신발은 건강하고 강한 발바닥 아치를 만들어 줄 뿐 아니라, 발 건강과 전신 건강까지 함께 향상시킬 수 있을 것이다.

맨발 신발과 발의 유연성

발의 유연성은 건강한 발을 유지하는 데 필수적이다. 유연한 발은 지면에서 오는 다양한 충격을 효과적으로 흡수할 수 있고, 신체의 균형을 유지하는 데도 중요한 역할을 한다. 하지만 현대인은 두껍고 딱딱한 신발에 익숙해져 발의 유연성이 점점 감소하고 있다. 맨발 신발은 바로 이러한 문제를 해결하고 발 본연의 유연성을 회복시키는 데 큰 도움을 줄 수 있는 신발이다.

맨발 신발은 신발의 형태나 구조만 다른 게 아니라, 발의 기능을 존중하는 철학으로 만들어졌다. 일반적인 신발과 달리 맨발 신발은 발이 최대한 자연스럽고 자유롭게 움직일 수 있도록 최소한의 구조만 제공하는 것이 특징이다.

맨발 신발이 발의 유연성을 높이는 이유는 다음과 같다.

첫째, 얇고 유연한 신발 바닥(Sole) 덕분이다. 일반적인 신발의 두껍고 단단한 밑창은 발의 자연스러운 움직임을 제한하여 발의 유연성을 감소시키는 주범이다. 반면 맨발 신발은 바닥이 얇고 매우 유연하여 발바닥의 근육과 관절을 더욱 활발히 사용하게 한다. 이 과정에서 발의 가동 범위가 자연스럽게 증가하며, 발바닥과 발목, 발가락의 유연성이 개선된다.

둘째, 발가락의 자유로운 움직임을 촉진한다는 점이다. 발가락의 움직임은 발의 유연성에서 핵심적인 요소다. 일반적인 신발은 발가락을 압박하여 발가락의 움직임을 제한하고, 장기적으로 발가락 근육과 힘줄이 굳어 유연성을 떨어뜨린다. 반면 맨발 신발은 발가락에 충분한 공간을 제공하여, 발가락이 자유롭게 움직이고 벌어지게 한다. 이를 통해 발가락의 힘줄과 인대가 자극받고 발가락의 유연성과 근력이 동시에 증가한다.

셋째, 맨발 신발은 지면으로부터 오는 다양한 자극을 발이 직접 느끼게 한다. 맨발 신발을 신고 걷다 보면 발바닥이 땅 위의 다양한 지형과 표면을 직접 느끼면서, 이를 통해 발의 다양한 근육과 힘줄이 활성화된다. 이 과정은 자연스럽게 발의 움직임과 유연성을 높이고, 발의 균형 감각도 함께 향상시킨다. 발의 균형 감각이 좋아지면 발목이나 무릎 부상의 위험도 감소하게 된다.

넷째, 제로 드롭 구조는 발의 유연성을 높이는 데 매우 효과적이다. 맨발 신발은 발바닥 전체가 지면과 수평으로 놓이도록 설계되어 있어, 발 전체가 자연스럽게 균형 잡힌 상태를 유지할 수 있다. 이 상태는 발의 움직임을 제한하지 않고 발목과 발바닥, 발가락까지 더 폭넓은 움직임을 유도하여, 발 전체의 유연성을 높이는 데 매우 효과적이다.

또한, 맨발 신발을 착용하면 발이 움직이는 범위가 넓어지면서 발목 관절의 유연성도 향상된다. 발목은 신체 전체의 균형과 보행의 효율성을 유지하는 데 매우 중요한 관절이므로, 발목 유연성 향상은 발의 유연성 향상과 함께 전체적인 건강에도 큰 도움이 된다.

다만, 맨발 신발 착용 시 주의해야 할 점도 있다. 평소 두꺼운 신발에 익숙해져 있는 사람이라면 갑자기 맨발 신발로 전환할 경우, 초기에는 발이 과도하게 자극을 받아 피로감이나 통증을 느낄 수 있다.

결론적으로 맨발 신발은 발의 유연성 회복과 유지에 큰 도움을 주는 도구이다. 최소한의 보호, 최대한의 자유로운 움직임을 특징으로 하는 맨발 신발은 발의 본연적인 기능을 회복시키고, 신체의 균형과 건강을 전반적으로 개선하는 데 기여할 수 있다. 발의 유연성을 높이는 것은 발 건강뿐 아니라 온몸의 건강을 지키기 위해 중요한 요소라는 점을 기억하며, 올바른 방법으로 맨발 신발을 활용하는 것이 좋다.

맨발 신발과 발바닥 감각

인간의 발바닥은 놀라울 정도로 민감한 감각기관이다. 발바닥에는 무수히 많은 신경이 분포해 있어 지면의 상태와 변화를 끊임없이 뇌에 전달한다. 이러한 발바닥 감각은 균형 유지와 자세 조정의 핵심적 역할을 하며, 맨발 신발은 바로 이 감각을 활성화하고 강화하는 데 매우 효과적이다.

현대인의 발은 두꺼운 밑창과 쿠션이 많은 신발 속에서 오랜 시간을 보내기 때문에 발바닥의 감각이 점차 둔화되는 경우가 많다. 신발 바닥이 두꺼울수록 발바닥의 감각은 무뎌지고, 신체 균형을 유지하는 능력도 저하될 수 있다. 이런 환경에서는 발 근육과 인대가 약해지고, 장기적으로는 자세와 하부 척추의 건강에도 악영향을 미칠 가능성이 크다.

반면, 맨발 신발은 맨발에 가깝도록 신발 바닥이 얇고 유연해 발바닥의 자연스러운 감각을 최대한 살리게끔 설계되었다. 맨발 신발을 착용하면 지면의 미세한 변화와 자극이 발바닥과 신경을 통해 빠르게 뇌에 전달되고, 발과 신체의 반응 속도가 빨라지면서 자연스럽게 균형과 자세 유지 능력이 향상된다.

맨발 신발이 발바닥 감각 향상에 특히 효과적인 이유는 다음과 같다.

첫째, 지면에 대한 직접적인 자극이 증가하여 발바닥 신경을 활성화시킨다. 맨발 신발의 얇고 유연한 바닥은 맨발과 거의 비슷한 상태로 지면의 상태를 느끼도록 해준다. 이런 지속적인 자극은 발바닥의 다양한 신경 수용체를 활성화하여 발의 균형 감각을 크게 향상시키고, 신체 전체의 균형 감각과 자세 유지 능력까지 발전시킨다.

둘째, 발의 미세 근육을 활성화해 안정성을 높여준다. 맨발 신발은 발바닥의 감각을 자극하여 발의 작은 근육들을 활성화시킨다. 이러한 근육들이 강화되면 발바닥의 아치가 더욱 안정적으로 형성되고, 발바닥 근육과 힘줄의 유연성과 내구성이 증가하여 발의 피로도 줄일 수 있다. 발에서 시작된 안정성은 결과적으로 신체 전체의 균형과 안정성을 높이는 효과로 이어진다.

셋째, 허리의 건강에도 긍정적인 영향을 미친다. 발바닥 감각이 활성화되면 몸은 자연스럽게 발의 균형을 찾으려고 노력한다. 이때 발바닥에서 수집된 감각 정보는 하부 척추와 골반의 자세를 바로잡는 데 중요한 역할을 한다. 실제로 발바닥 아치가 약하거나 감각이 둔화된 경우 하부 척추에 가해지는 부담이 증가해 허리 통증이나 자세의 불균형이 발생할 수 있는데, 맨발 신발은 이런 문제를 예방하고 개선하는 데 도움을 준다.

넷째, 발바닥 감각의 활성화는 노년층이나 균형 감각이 저하된 사람에게 특히 효과적이다. 나이가 들면 발바닥의 지방층과 근육이 약화되고 발바닥 감각도 둔화된다. 중장년층은 이러한 이유로 낙상이나 균형 상실 위험이 큰데, 맨발 신발 착용으로 발바닥의 감각을 꾸준히 자극하면 균형 감각이 향상되어 낙상의 위험을 크게 줄일 수 있다.

결론적으로 맨발 신발은 발바닥의 감각을 활성화하여 발의 균형 감각과 근력을 높이고, 나아가 신체 전체의 균형과 하부 척추 건강까지 긍정적으로 변화시키는 효과가 있다. 발의 감각을 활성화시키고 자연스러운 보행을 되찾기 위한 선택으로 맨발 신발은 매우 의미 있는 대안이 될 수 있다.

다만, 맨발 신발을 처음부터 오래 착용하면 발바닥 근육과 신경이 과도한 자극을 받아 통증이나 불편함이 발생할 수 있다. 따라서 개인의 발 상태에 맞게 점진적이고 현명한 접근이 필요하다는 점을 반드시 기억해야 한다.

맨발 신발과 발의 균형 감각

맨발 신발은 최근 신발 시장에서 트렌드를 넘어, 건강한 생활을 위한 중요한 도구로 자리 잡고 있다. 많은 사람에게 발 건강과 균형 감각을 향상시키는 효과적인 방법으로 주목받고 있는 이유는 맨발 신발이 가진 독특한 구조 덕분이다.

발의 균형 감각은 몸의 안정성을 유지하는 데 매우 중요한 역할을 한다. 발바닥에는 다양한 감각 수용체가 밀집해 있어, 우리가 서 있거나 걸을 때 지면의 상태를 세밀하게 감지하고 신체 균형을 계속 조정한다. 그러나 일반적인 신발은 두꺼운 밑창과 과도한 쿠션으로 인해 발바닥의 민감한 감각 수용체가 둔화되고, 이로 인해 균형 유지 능력이 약해질 수 있다.

맨발 신발은 이런 문제를 개선하기 위해 만들어졌다. 맨발 신발의 가장 큰 특징은 매우 얇고 유연한 밑창으로 설계되어 있다는 점이다. 이는 발바닥의 감각 수용체가 지면의 미세한 변화를 더 섬세하게 느끼고 반응할 수 있도록 해준다. 즉, 맨발 신발은 발바닥의 감각을 계속 자극하여 발의 균형 감각과 안정성을 높이는 데 큰 도움을 준다.

예를 들어 맨발 신발을 신고 울퉁불퉁한 지형이나 불규칙한 표면을 걷게 되면, 발바닥은 지면의 상태를 즉각 감지하고 신속하게 반응한다. 이 과정에서 발과 다리 근육이 활성화되고 자연스럽게 발의 균형 감각이 좋아진다. 일반적인 신발에서는 밑창이 두꺼워 이런 감각적 자극이 거의 없지만, 맨발 신발은 이 과정을 통해 발의 본연적 기능을 되찾도록 유도한다.

발 균형 감각이 향상되면 얻을 수 있는 장점은 매우 다양하다.

첫째, 낙상 위험이 줄어든다. 특히 중장년층의 균형 감각이 저하되기 쉬우므로, 발바닥 감각이 강화되면 보행 시 넘어지거나 발목을 삐는 사고 위험을 현저히 줄일 수 있다.

둘째, 자세 개선과 허리 통증 감소 효과가 있다. 발의 균형 감각이 좋아지면 발바닥의 압력이 고루 분산되어 척추와 골반이 바르게 정렬된다. 이로 인해 허리나 골반의 만성적인 통증이 감소하고, 전체적인 신체 자세가 자연스럽게 개선된다.

셋째, 발목과 무릎 관절 부상 예방 효과가 크다. 균형 감각이 향상되면 불규칙한 지면에서도 발목과 무릎이 안정적인 자세를 유지할 수 있게 된다. 특히 발목 염좌나 무릎 관절염과 같은 문제를 예방하는 데 매우 효과적이다.

넷째, 운동능력과 효율성이 높아진다. 발바닥의 감각이 높아지면 걷거나 뛸 때 신체의 움직임을 더 효율적이고 자연스럽게 제어할 수 있어 운동능력이 좋아지고, 신체 움직임의 효율성이 높아지는 장점이 있다.

다만 맨발 신발을 사용할 때는 주의해야 할 사항도 있다. 평생 일반적인 쿠션이 있는 신발을 착용했던 사람이 갑자기 맨발 신발로 바꾸면 초기에는 발의 피로나 통증이 심해질 수 있다. 특히 발의 아치가 낮거나 발바닥의 지방층이 얇아져 있는 중장년층에서는 점진적이고 단계적인 적응 기간을 갖는 것이 필수적이다. 처음에는 하루 20분 내외의 짧은 시간으로 시작하고, 발바닥 근육과 감각을 천천히 적응시키며 사용 시간을 점진적으로 늘려가는 것이 좋다.

결국, 맨발 신발은 발 균형 감각을 개선하고 발의 본래 기능을 되살리는 데 탁월한 도구다. 발의 균형 감각이 좋아지면 발의 건강뿐 아니라 신체 전반의 균형과 자세까지 개선되며, 전신 건강 유지에 긍정적인 영향을 미칠 수 있다. 자신의 발 상태를 정확히 파악하고 맨발 신발을 현명하게 활용한다면 발뿐 아니라 몸 전체가 균형 있게 건강해질 수 있을 것이다.

맨발 신발과 발 근육 발달

발은 우리 몸의 가장 기초적인 역할을 담당하는 부위지만, 많은 사람들이 발의 근육 발달과 건강에 대해 별다른 관심을 두지 않는다. 현대인은 두껍고 쿠션이 풍부한 신발에 익숙해져 있어서 발 근육이 제대로 작동할 기회가 줄어들었고, 이로 인해 발바닥과 발가락 근육의 힘이 점차 약해지는 경향이 있다. 맨발 신발은 이러한 현대인의 문제를 개선하기 위해 등장한 신발로, 발의 자연스러운 움직임을 통해 발의 근육을 활성화하고 강화하는 데 효과적이다.

맨발 신발이 발 근육 발달에 주는 가장 중요한 효과는 자연스러운 근육 사용의 촉진이다. 맨발 신발은 신발의 밑창이 매우 얇고 유연하여 발바닥이 지면의 다양한 상태를 직접 느끼도록 설계되어 있다. 발이 지면에서 오는 정보를 생생하게 느끼면 발의 다양한 작은 근육과 힘줄, 인대가 즉각 반응하게 된다. 결과적으로 발바닥과 발가락의 근육이 활성화되고, 근력이 자연스럽게 강화되는 효과가 나타난다.

특히 발의 근육은 일반 신발 착용 시 충분히 사용되지 않아 퇴화하기 쉬운데, 맨발 신발 착용을 통해 발 근육을 다시 활성화할 수 있다. 예를 들어 맨발 신발을 신고 자갈길이나 잔디, 모래사장 등 불규칙한 지면을 걷게 되면 발 근육이 자연스럽게 활성화되어 발가락 근육, 발바닥 근육, 그리고 발목 주변 근육까지 고르게 발달하게 된다.

발 근육이 강화되면 얻을 수 있는 효과는 매우 다양하다.

첫째, 발 근육이 강화되면 발의 피로도가 현저히 줄어든다. 평소 신발에만 의존하면 발 근육이 제대로 작동하지 못해 장시간 걷거나 서 있을 때 쉽게 피로를 느끼지만, 맨발 신발로 발 근육을 충분히 발달시키면 발이 더 쉽게 피로하지 않고, 장시간 보행이나 활동에도 편안함을 유지할 수 있다.

둘째, 족저근막염과 같은 발 질환의 예방 효과가 있다. 발바닥의 근육이 약하면 발바닥의 족저근막에 무리가 가해져 염증이나 통증이 쉽게 발생한다. 그러나 맨발 신발로 발 근육이 강화되면 발바닥 아치를 지탱하는 근육이 발달하고, 족저근막염과 같은 발 질환 예방에도 큰 도움이 된다.

셋째, 발목과 발가락 관절의 안정성이 향상된다. 맨발 신발로 발 근육이 강화되면 발목과 발가락의 근력이 늘어나면서 관절 주변의 안정성도 높아진다. 특히 발가락의 힘이 좋아지면 걸음걸이의 추진력이 향상되어 보행이 더 효율적이고 자연스러워진다.

넷째, 신체 전반의 균형과 자세 개선 효과가 있다. 발 근육의 발달은 신체 전체의 균형 유지에 핵심적인 역할을 한다. 발 근육이 활성화되고 강화되면 발바닥이 지면과 안정적으로 밀착되고, 신체의 무게 중심이 균형 있게 분산되어 무릎, 골반, 척추의 자세 정렬을 돕고 전신 균형이 향상될 수 있다.

그러나 맨발 신발로 발 근육을 단련하려면 신중한 접근이 필요하다. 특히 오랜 시간 두꺼운 신발이나 쿠션이 많은 신발을 사용했던 사람들은 갑작스럽게 맨발 신발을 착용하면 초기엔 발바닥과 발가락 근육이 과도한 피로와 긴장을 느낄 수 있다. 따라서 처음 시작할 때는 짧은 시간 동안만 착용하여 발 근육이 천천히 적응할 수 있도록 점진적으로 사용 시간을 늘리는 것이 중요하다.

또한, 발 근육 발달을 위한 보조 운동도 병행하면 더욱 효과적이다. 발가락으로 수건을 집어 올리거나 발바닥으로 작은 공을 굴리는 간단한 운동을 통해 발 근육을 더욱 효과적으로 강화할 수 있다.

결국, 맨발 신발은 발 근육을 자연스럽게 활성화하고 강화하여 발의 본연적인 기능을 되찾는 데 매우 효과적인 도구다. 올바른 사용 방법과 적절한 적응 기간을 두고 착용하면 발 근육의 발달을 통해 발뿐 아니라 전신 건강에도 긍정적인 변화를 가져올 수 있다. 발의 근육 발달은 온몸의 균형과 안정성을 지키는 데 중요한 역할을 하므로, 맨발 신발과 같은 효과적인 도구를 현명하게 활용하는 것이 필요하다.

아이들을 위한 맨발 신발

아이들은 발달과 성장 과정에서 발이 끊임없이 변화하고, 그에 따라 발의 구조와 기능 또한 활발하게 형성된다. 이 중요한 성장 단계에서 아이들이 어떤 신발을 신느냐는 발뿐 아니라 온몸의 균형과 자세 형성에도 큰 영향을 미친다. 최근 아이들을 위한 신발 선택으로 맨발 신발이 주목받는 이유가 여기에 있다. 그렇다면 아이들에게 맨발 신발이 어떤 긍정적인 영향을 미칠 수 있을지 알아보자.

아이들의 발은 성인과 다르게 유연하고 지방층이 풍부하여 초기에는 평발 형태로 보이기도 한다. 그러나 이는 정상적인 발달 과정의 일부이며, 성장 과정에서 활동량이 많아지고 발의 근육과 인대가 강화되면서 자연스럽게 발의 아치가 형성된다. 이때 지나치게 두꺼운 쿠션과 경직된 구조를 가진 신발을 착용하면 발의 자연스러운 근력 발달과 균형 잡힌 성장이 방해될 수 있다.

반면, 아이들이 맨발 신발을 착용하면 발의 자연스러운 움직임과 근력 발달을 촉진한다. 맨발 신발은 일반 신발과 달리 발가락 공간이 넓고 유연성이 뛰어나 발이 자연스럽게 움직일 수 있도록 돕는다. 발가락이 충분히 움직이면 발바닥과 발가락 근육, 인대, 힘줄이 자연스럽게 자극을 받아 강화된다. 이러한 발 근육의 발달은 어린 시절 발의 아치를 건강하게 형성하고 유지하는 데 큰 도움이 된다.

둘째, 아이들이 맨발 신발을 착용하면 신체의 균형과 협응력이 좋아진다. 맨발 신발은 얇고 유연한 밑창으로 지면의 상태를 발바닥이 직접 느끼게 해준다. 이로 인해 아이의 감각 수용체가 활성화되고, 지면의 미세한 변화를 발이 민감하게 감지하면서 균형 감각과 자세 유지 능력이 자연스럽게 향상된다. 특히 성장기의 아이들은 이러한 균형과 협응력을 키우는 것이 매우 중요하며, 이는 운동능력과 자세 발달에도 긍정적인 영향을 준다.

셋째, 아이들의 발바닥 감각이 민감하게 발달한다. 어린 시절에는 발바닥의 감각 수용체가 매우 활발하게 활동하며 다양한 자극을 받아 발달한다. 맨발 신발은 발바닥이 지면과 직접 소통할 수 있는 환경을 제공하여 발바닥 감각을 꾸준히 자극하고 발달시키는 데 큰 효과를 준다. 이렇게 발바닥의 민감한 감각이 활성화되면, 성장 과정에서 아이들의 신체 움직임이 더욱 정교하고 효율적으로 발달할 수 있다.

넷째, 아이들이 맨발 신발을 신으면 발의 혈액순환과 근육 발달이 좋아진다. 두꺼운 신발은 발의 혈액순환을 방해하여 아이들의 발이 쉽게 피곤해지고 저림이 나타날 수 있다. 그러나 맨발 신발은 발이 자연스럽게 움직이고, 발바닥과 발가락 근육이 활발하게 사용되면서 혈액순환을 촉진하고 발의 피로를 감소시킬 수 있다.

물론, 아이들이 맨발 신발을 착용할 때도 주의해야 할 사항이 있다. 특히 아이들이 기존의 쿠션이 두꺼운 신발에 익숙할 경우, 갑자기 맨발 신발로 바꾸면 처음에는 발이 피곤하거나 통증을 느낄 수 있다. 따라서 초기 적응 기간을 두고 점진적으로 착용 시간을 늘리는 것이 좋다. 예를 들어 처음에는 하루 30분에서 1시간 정도로 시작하여 점차 착용 시간을 늘려가며 발이 충분히 적응할 수 있도록 도와주어야 한다.

결론적으로, 아이들에게 맨발 신발은 발을 보호하는 기능을 넘어 발과 신체 전체의 건강한 성장을 돕는 효과적인 도구이다. 맨발 신발의 착용은 어린 시절부터 아이들의 발 근육과 인대를 활성화하고, 발의 아치를 건강하게 형성하며, 균형감과 협응력을 키우는 데 큰 도움이 된다. 올바른 사용법을 지켜 아이들의 발과 신체가 건강하게 성장하도록 도와주는 것이 중요하다. 발의 올바른 발달이 아이들의 건강한 성장과 미래를 위해 현명한 첫걸음임을 기억해야 한다.

맨발 신발과 족저근막염 예방

현대인들이 자주 겪는 발 질환 중 대표적인 것이 바로 족저근막염이다. 족저근막염은 발바닥을 지지하는 족저근막이 과도한 긴장과 스트레스를 받아 염증과 통증을 일으키는 질환이다. 보통 아침에 일어나 첫발을 내디딜 때, 장시간 서 있거나 걸었을 때 발바닥 통증을 느끼는 것이 특징이다. 족저근막염은 잘못된 신발 선택과 생활습관에서 비롯되는 경우가 많은데, 이런 문제를 예방하고 관리하는 데 최근 주목받는 것이 바로 맨발 신발이다.

맨발 신발이 족저근막염 예방과 관리에 효과적인 이유는 무엇일까?

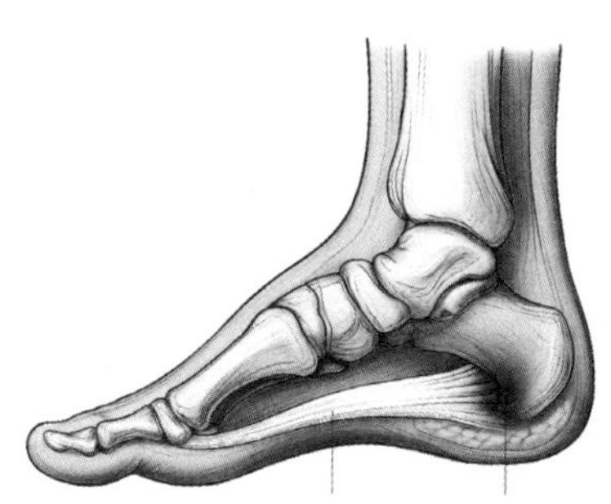

첫째, 맨발 신발은 발바닥의 아치를 지지하는 근육을 활성화시킨다. 일반적인 신발은 두꺼운 쿠션과 아치 지지대를 통해 족저근막이 충분히 사용되지 않도록 만들기 때문에, 장기적으로 발 근육과 족저근막이 오히려 약화될 수 있다. 반면 맨발 신발은 얇고 유연한 밑창을 통해 발바닥 근육이 자연스럽게 움직이고 활성화되도록 유도한다. 이런 지속적인 사용과 운동은 족저근막을 지지하는 근육을 강하게 만들어 족저근막염을 예방하는 데 효과적이다.

둘째, 맨발 신발은 발의 자연스러운 움직임을 촉진하여 족저근막의 긴장을 줄인다. 맨발 신발을 신으면 발가락이 자유롭게 움직이고 발바닥 전체가 지면과 직접 접촉하기 때문에, 발바닥의 압력이 효과적으로 분산된다. 발가락과 발바닥이 자연스럽게 움직이며 발바닥 전체에 고르게 압력을 분산시키기 때문에 족저근막이 과도한 긴장을 받지 않고 통증 예방에도 도움이 된다.

셋째, 맨발 신발은 발의 혈액순환을 촉진하여 족저근막염의 발생 위험을 낮출 수 있다. 족저근막염은 발의 혈액순환이 원활하지 않을 때도 쉽게 발생하는데, 맨발 신발의 얇은 밑창은 발바닥의 신경과 혈관을 꾸준히 자극하여 혈액순환을 활발하게 하고, 이로 인해 족저근막염 발생을 줄이는 데 기여할 수 있다.

넷째, 자세와 보행 습관을 개선하여 족저근막염을 예방한다.

족저근막염은 잘못된 걸음걸이나 균형이 깨진 자세로 인해 더욱 심해질 수 있다. 맨발 신발을 착용하면 발바닥의 민감한 감각이 되살아나고 발의 본연적인 균형 감각과 보행 습관이 개선된다. 이런 자연스러운 균형 회복은 족저근막에 전달되는 불필요한 압력과 스트레스를 줄여주고, 족저근막염의 예방과 관리에 도움을 준다.

하지만 이미 족저근막염을 앓고 있거나 심한 발바닥 통증이 있는 사람의 경우에는 맨발 신발 착용에 더 신중할 필요가 있다. 이런 경우에는 맨발 신발을 점진적으로 사용하거나, 전문가의 조언을 받아가며 적절한 근력 운동 및 스트레칭과 병행하는 것이 중요하다. 맨발 신발 착용과 함께 족저근막염 예방 및 관리에 효과적인 운동으로는 발가락 스트레칭, 발바닥 마사지, 족욕 등이 있다.

결론적으로 맨발 신발은 족저근막염을 예방하고 관리하는 데 매우 효과적인 도구가 될 수 있다. 하지만 맨발 신발을 착용할 때는 반드시 점진적이고 신중한 접근이 필요하며, 근력 운동과 스트레칭, 마사지를 병행하면 더욱 효과적인 결과를 얻을 수 있다. 발 건강은 전신 건강과도 밀접하게 연결되어 있으므로, 발 본연의 기능을 되찾고 건강한 생활을 유지하는 데 맨발 신발을 적극적으로 활용할 필요가 있다.

맨발 신발과 문화적 차이

신발은 그저 발을 보호하기 위한 물건일 뿐 아니라 각 문화의 생활방식, 전통, 가치관을 나타내는 중요한 상징이다. 특히 맨발이라는 개념은 문화마다 매우 다른 의미와 방식으로 나타나며, 이런 차이는 발 건강과 신발 착용 습관에도 큰 영향을 미친다. 맨발 신발의 개념을 잘 이해하기 위해서는 다양한 문화권에서 맨발이 어떤 의미를 가지며, 발 건강에 어떤 영향을 주는지 살펴볼 필요가 있다.

서양에서는 오랫동안 두껍고 단단한 밑창의 신발을 신는 것이 문명과 품위를 나타내는 것으로 여겨져 왔다. 특히 산업화된 도시 환경에서 보호 기능을 강조한 신발 착용이 보편화되었다. 하지만 최근 들어, 지나친 보호와 쿠션을 제공하는 신발이 오히려 발의 자연스러운 기능을 약화시키고 있다는 문제의식에서 맨발 신발의 개념이 등장했고, 서양권을 중심으로 빠르게 확산되고 있다.

반면, 아시아나 아프리카, 남태평양 지역의 많은 문화권에서는 맨발로 생활하는 것이 여전히 일상적이고 자연스러운 현상이다. 예를 들어, 아프리카 일부 부족이나 동남아시아 농촌 지역에서는 맨발로 생활하거나 간단한 신발만 착용하는 것이 일반적이며, 이는 문화적 관습일 뿐 아니라 기후적 조건과도 밀접한 관련이 있다. 이런 환경에서는 자연스럽게 발의 근육과 감각 수용체가 활성화되고 발바닥의 피부가 두꺼워져 자연적인 보호 기능을 발휘한다. 이러한 환경에 익숙한 사람들은 발바닥 근육이 발달하여 자연적으로 건강한 발 상태를 유지하는 경우가 많다.

맨발 문화가 발달한 문화권에서는 발 건강과 관련된 특정 문제가 상대적으로 적다. 실제로 일부 연구에 따르면, 신발을 신지 않거나 최소한의 신발만 착용하는 사람들은 족저근막염, 무지외반증과 같은 질환이 적게 나타나며, 이는 맨발 활동이 발의 자연스러운 균형 유지 능력과 근력 발달에 도움을 주기 때문으로 분석된다.

하지만 현대화와 도시화가 빠르게 진행되면서, 본래 맨발 생활을 하던 문화권에서도 점차 두꺼운 신발 사용이 보편화되고 있다. 그 결과 이 지역에서도 발 건강 문제가 증가하고, 기존에 없던 족저근막염이나 발가락 변형 같은 문제들이 나타나고 있다. 이 때문에 전통적인 맨발 생활의 장점을 되살리고자 다시 맨발이나 맨발에 가까운 신발을 사용하려는 움직임이 확산되는 추세다.

맨발 신발은 이 같은 문화적 맥락에서 중요한 의미가 있다. 맨발 신발은 각 문화권의 전통적인 맨발 습관이 가진 이점을 현대 생활 속에서도 유지하면서 발을 보호할 수 있도록 만들어진 것이 특징이다. 즉, 전통적인 맨발 사용 문화를 현대의 도시적 환경에 맞게 재해석한 결과물이 바로 맨발 신발이라 할 수 있다.

또한, 맨발 신발은 여러 문화권이 공통으로 가진 맨발 사용의 장점을 현대 사회에서도 쉽게 경험할 수 있도록 도와준다. 예를 들어 서양권의 현대적 도시 환경에서도 맨발 신발을 통해 발의 자연적인 기능과 감각을 유지할 수 있고, 아시아권에서도 맨발이 지닌 본연의 건강상 이점을 현대적 생활 양식에 맞추어 누릴 수 있게 되었다.

하지만 맨발 신발을 사용할 때는 각자의 문화적 배경과 생활 환경에 맞춰 접근해야 한다. 예컨대 평생 쿠션이 두꺼운 신발을 착용했던 사람이라면 맨발 신발에 천천히 적응해야 하며,

기존의 맨발 생활에 익숙한 문화권에서는 처음부터 맨발 신발을 자연스럽게 받아들일 수 있다.

결론적으로 맨발 신발은 세계 다양한 문화권에서 발달한 맨발 사용의 건강상, 기능상 장점을 현대 생활에서 되살리고자 하는 철학과 연결되어 있다. 맨발 신발은 다양한 문화적 배경을 가진 사람들에게 발의 자연스러운 움직임과 균형 유지 능력을 되찾아주고, 건강한 발을 통해 전신 건강까지 증진시키는 데 기여할 수 있다. 각자의 문화적, 신체적 특성을 존중하고 이해하면서, 현명하게 맨발 신발을 활용해 나가는 것이 중요하다.

다양한 환경에서의 맨발 신발 착용법

맨발 신발은 발의 자연스러운 기능을 회복시키고, 건강과 균형을 유지하는 데 매우 유용한 도구다. 하지만 모든 환경에서 무조건 맨발 신발을 착용하는 것이 정답은 아니다. 맨발 신발을 사용할 때는 각 환경의 특성에 따라 신중하게 접근하고 적절한 사용법을 따라야 더 좋은 효과를 얻을 수 있다. 지금부터 실내와 야외, 다양한 활동 환경에서 맨발 신발을 어떻게 현명하게 착용해야 하는지 알아보자.

[실내]

실내는 맨발 신발의 장점을 처음 경험하기 가장 적합한 환경이다. 바닥이 비교적 평탄하고 안전한 실내에서는 맨발 신발로 발의 움직임과 균형을 자유롭게 연습하기에 좋다. 특히 초기 적응 단계에서는 실내에서 하루에 20~30분씩 짧게 착용하며 발이 점차 적응할 수 있도록 시간을 늘리는 것이 권장된다. 실내에서는 발가락을 자유롭게 움직이는 스트레칭이나 간단한 요가 동작 등을 통해 발의 유연성과 근력을 더 효과적으로 높일 수 있다.

[야외]

야외에서 맨발 신발을 착용할 때는 지면의 특성을 신중히 고려해야 한다. 처음 맨발 신발을 사용할 때는 평탄하고 부드러운 표면인 잔디, 흙길, 모래사장 등에서 시작하는 것이 가장 좋다. 이런 자연적 표면은 발의 근육과 감각 수용체를 더욱 활성화하여 맨발 신발의 긍정적 효과를 극대화한다. 하지만 돌이나 뾰족한 물체가 있는 길을 걸을 때는 주의해야 한다. 처음 맨발 신발을 신는 사람이라면 짧은 시간부터 시작하여 발바닥의 피부와 근육이 천천히 적응하도록 시간을 주는 것이 중요하다.

[운동할 때]

운동 시 맨발 신발은 특히 러닝이나 걷기, 등산과 같은 활동에서 효과적이다. 달리기나 걷기를 할 때는 처음엔 짧은 거리에서 천천히 적응하고, 점차 거리를 늘려가면서 발 근육과 힘줄을 강화해 나가야 한다. 특히 등산이나 트레일 러닝 시 맨발 신발을 착용하려면 충분한 준비가 필수적이다. 험한 산길이나 돌이 많은 길은 발바닥 근육과 피부에 자극이 클 수 있으므로, 미리 평탄한 길에서 적응 훈련을 충분히 거친 후에 점진적으로 야외 환경으로 이동하는 것이 좋다.

[일상생활]

일상적인 출퇴근, 쇼핑, 집 주변 산책 등에서도 맨발 신발을 착용할 수 있다. 특히 일상에서 맨발 신발을 신으면 발의 혈액 순환을 촉진하고, 균형과 자세를 개선하는 데 좋은 효과를 얻을 수 있다. 하지만 장시간 서 있거나 걷는 업무를 할 때 처음부터 긴 시간 착용하면 발바닥이 쉽게 피곤하거나 통증을 느낄 수 있으므로, 처음에는 짧게 시작하여 차츰 시간을 늘리는 방식으로 발을 적응시켜야 한다.

[주의해야 할 점]

맨발 신발은 점진적이고 천천히 적응하는 것이 가장 중요하다. 특히 맨발 신발을 처음 착용하는 사람은 너무 갑자기 긴 시간 신지 않도록 주의하고, 발의 피로감이나 통증을 느끼면 충분한 휴식을 취해야 한다. 또한, 발의 건강 상태가 안 좋거나 족저근막염, 심한 평발 등의 특정 질환이 있는 경우에는 전문가와 상담을 통해 사용 방법을 결정하는 것이 좋다.

결론적으로, 맨발 신발은 다양한 환경에서 올바르게 사용하면 발과 신체 전반의 건강에 큰 긍정적 변화를 가져올 수 있다. 다만 환경과 개인의 신체 조건을 잘 고려하여 신중히 접근해야 한다. 점진적이고 꾸준한 사용과 함께, 발 근력 운동과 스트레칭을 병행하면 더욱 좋은 결과를 얻을 수 있다. 다양한 환경에 맞춘 맨발 신발의 현명한 사용은 건강하고 균형 잡힌 삶을 위한 중요한 선택이 될 수 있다는 점을 기억해야 한다.

4장

발과 하체 건강의 관계

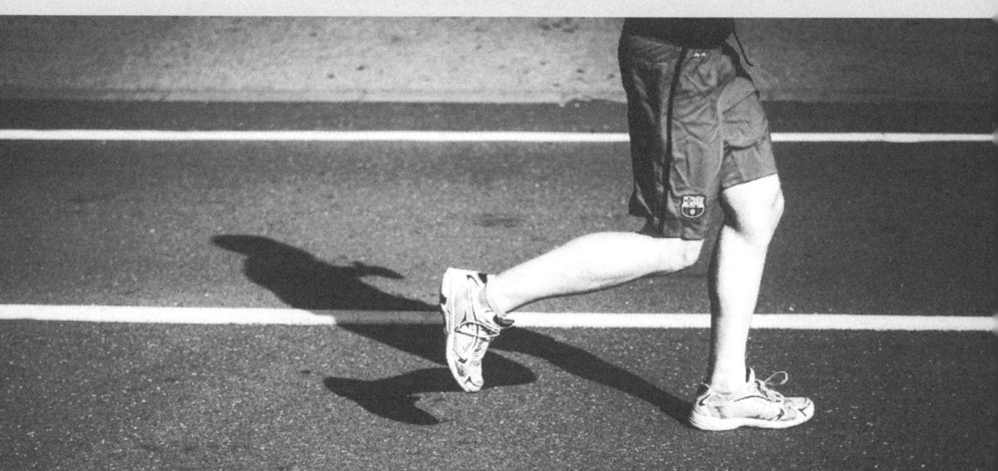

발은 지면과 맞닿은 유일한 기관으로, 몸 전체의 하중을 가장 먼저 받아내고, 그 충격을 다리 · 골반 · 척추를 거쳐 위쪽으로 전달한다. 따라서 발의 균형이 조금만 틀어져도 그 여파는 연쇄적으로 위로 올라가 온몸의 정렬에 변화를 일으킨다.

발과 무릎 관절

발과 무릎 관절은 서로 긴밀하게 연결되어 있다. 발은 무릎과 함께 우리 몸의 체중을 지탱하며 걷거나 뛸 때 충격을 흡수하는 중요한 역할을 한다. 따라서 발이 건강하지 않으면 무릎에도 계속 부담을 주게 되고, 장기적으로 관절염이나 만성적인 통증 같은 문제가 발생할 수 있다. 특히 중장년층에서는 관절과 발의 구조가 약화되고 변형이 발생하기 쉬워 더욱 주의가 필요하다.

그렇다면 발 건강이 무릎 관절에 어떤 영향을 주고, 이를 효과적으로 관리하기 위해 어떤 방법들이 있을까?

[발 건강이 무릎 관절에 미치는 영향]

발의 아치 형태와 쿠션 기능은 걷거나 뛰는 동안 지면으로부터 오는 충격을 흡수해 무릎에 전달되는 부담을 크게 줄여준다. 그러나 발바닥의 아치가 무너지거나 발 근육이 약화되면 무릎 관절에 과도한 압력과 스트레스가 가해져 다음과 같은 문제가 생길 수 있다.

먼저 발이 체중을 제대로 지탱하지 못하면 무릎의 연골이 더 빨리 마모되고 무릎 관절염이 발생할 수 있다. 둘째, 발의 구조적 불균형으로 무릎이 안쪽 또는 바깥쪽으로 기울어지는 무릎 변형과 만성적인 무릎 통증을 유발할 수 있다. 셋째, 발바닥 쿠션이 부족하면 걷거나 뛸 때 발생하는 충격이 고스란히 무릎 관절로 전달되어 무릎 관절염이나 인대 손상의 위험이 커진다.

발에 맞는 신발 착용하기

무릎 관절 건강을 지키기 위해서는 쿠션이 많은 신발을 신는 것보다는, 발이 본래의 균형과 아치를 스스로 조절할 수 있는 환경을 만들어주는 것이 중요하다. 맨발 신발은 이런 목적에 가장 잘 부합하는 신발이다.

일반적인 신발은 과도한 쿠션과 지지대로 인해 발의 근육과 인대가 스스로 균형을 잡는 기능을 잃게 만든다. 반면 맨발 신발은 최소한의 보호와 최대한의 자유로운 움직임을 제공함으로써 발이 본래의 역할을 회복하도록 돕는다. 밑창이 얇고 유연하기 때문에 지면의 자극이 그대로 전달되고, 발은 그 정보를 바탕으로 자세를 미세하게 조정하며 자연스럽게 균형을 잡는다.

맨발 신발의 가장 큰 장점은 발바닥 아치가 스스로 유지되는 힘을 길러준다는 점이다. 인위적인 아치 지지대 대신, 발의 내재근과 인대가 직접 하중을 분산시켜 무릎과 척추에 가해지는 부담을 줄인다. 또한, 발가락이 자유롭게 펼쳐질 수 있는 넓은 앞코 구조 덕분에 발의 균형이 무너지는 것을 방지하고 체중이 고르게 분산된다.

결국, 무릎과 관절의 건강은 발이 얼마나 자연스럽게 기능하느냐에 달려 있다. 두껍고 단단한 신발이 아닌, 맨발 신발을 신는 것이 발의 균형과 유연성을 회복시키는 길이다. 지면을 직접 느끼며 걷는 경험이야말로 발의 감각을 되살리고, 몸 전체의 정렬과 움직임을 근본적으로 바꾸는 출발점이 된다.

발 근육 강화 운동하기

발의 근육이 강해지면 무릎에 가해지는 부담을 효과적으로 줄일 수 있다. 발만 튼튼해지는 것이 아니라, 하체 전체의 체중 분산 구조가 개선되기 때문이다. 발이 땅을 제대로 디디지 못하면 충격이 고스란히 무릎과 허리로 전달되지만, 발 근육이 충분히 발달하면 충격을 흡수하고 하중을 고르게 분산시켜 관절의 피로를 현저히 줄여준다.

발의 근육을 강화하는 방법은 특별한 도구가 필요하지 않다. 가장 기본적이면서 효과적인 운동은 발가락으로 수건을 잡는 운동이다. 바닥에 얇은 수건을 펴놓고 발가락으로 천천히 끌어당기는 동작을 반복하면 발바닥 깊숙한 근육과 발가락 굴곡근이 동시에 자극된다. 이 운동은 짧은 시간에도 아치 유지력과 발의 지지력을 키우는 데 탁월하다. 하루 5분씩만 꾸준히 해도 평소에 사용하지 않던 작은 근육들이 깨어나 발 전체의 탄력과 안정성이 향상된다.

또한, 잔디나 모래 위에서의 맨발 걷기는 발의 작은 근육들을 활성화하고 균형 감각을 되살리는 훌륭한 운동이다. 불규칙한 지면 위에서의 걸음은 발바닥의 감각 수용체를 자극하고, 발가락과 발목의 협응력을 키워준다. 지면의 질감과 온도를 직접 느끼는 경험은 신경계를 활성화해 근육 반응 속도를 높이고, 몸 전체의 균형 유지 능력을 강화한다. 특히 맨발 걷기는 발 근육뿐 아니라 허벅지와 엉덩이 근육의 협응까지 유도해 하체 전체의 안정성 향상으로 이어진다.

마지막으로 발목 돌리기 운동은 발목 주변의 근육과 인대를 강화해 무릎 관절의 안정성을 높여준다. 앉은 자세에서 한쪽 다리를 들어 천천히 발목을 원을 그리듯 돌리면, 관절의 가동 범위가 넓어지고 혈액순환이 개선된다. 이 단순한 동작은 발목의 긴장을 풀고, 운동 후 피로를 줄이는 효과도 크다. 하루에 좌우 10회씩 꾸준히 반복하면 발목의 지지력이 높아지고, 걸을 때나 계단을 오를 때 무릎이 받는 충격이 눈에 띄게 줄어든다.

결국, 발의 근육을 단련하는 일은 단순한 하체 운동이 아니라 무릎 건강을 위해 가장 현실적인 예방 전략이다. 작은 발가락과 발바닥의 움직임이 모여 몸 전체의 균형을 잡고, 무릎을 보호하는 큰 힘으로 바뀐다.

체중 관리하기

과도한 체중은 외형의 문제일 뿐만 아니라, 발과 무릎 건강에 직접적인 부담을 주는 요인이다. 우리 몸의 체중은 걸을 때마다 발과 무릎 관절을 통해 지면으로 전달되는데, 체중이 1kg 늘어나면 보행 시 약 3~5배의 하중이 관절에 가해진다. 즉, 체중이 단 5kg 늘어나는 것만으로도 무릎은 한 걸음마다 최대 25kg 이상의 추가 압력을 견뎌야 한다는 뜻이다.

이러한 압력은 발바닥의 지방층과 아치를 약화시키고, 결국 무릎 연골과 인대의 마모를 앞당긴다. 특히 비만 상태가 계속되면 발은 체중을 지탱하기 위해 변형되기 쉽다. 아치가 무너져 평발이 되거나, 엄지발가락이 안쪽으로 휘어지는 무지외반증 같은 문제도 체중 과다에서 비롯되는 경우가 많다. 무릎 관절 또한 지속적인 압박으로 인해 염증과 통증이 쌓이며, 장기적으로는 퇴행성 관절염으로 이어질 위험이 커진다.

이런 문제를 예방하기 위해서는 꾸준한 운동과 올바른 식습관을 통한 체중 관리가 필수적이다. 무조건적인 체중 감량보다는, 몸의 근육량을 유지하면서 지방을 줄이는 방향이 바람직하다. 과도한 다이어트로 근육이 줄면 오히려 관절이 불안정해지고 부상의 위험이 커질 수 있다. 운동은 관절에 무리를 주지 않으면서 꾸준히 할 수 있는 저강도 유산소 운동이 가장 좋다.

예를 들어, 걷기는 체중 부담을 분산시키며 하체 근육을 강화한다. 단, 장시간 딱딱한 바닥을 걷기보다는 흙길이나 트랙처럼 충격이 덜한 지면이 좋다. 자전거 타기는 체중이 안장에 분산되어 무릎과 발에 전달되는 압력을 줄이면서도 하체 순환과 근력 향상에 도움을 준다. 수영은 물의 부력 덕분에 관절에 하중이 거의 걸리지 않으면서 전신 근육을 고르게 사용하게 해 관절 회복과 체중 조절에 모두 효과적이다.

이와 함께 식이 조절도 병행해야 한다. 가공식품과 단순당 섭취를 줄이고, 단백질과 섬유질, 미네랄이 풍부한 식단으로 바꾸면 체중 감량뿐 아니라 관절 염증 완화에도 도움이 된다. 하루 세끼를 거르지 않고, 야식과 과식 습관을 줄이는 것만으로도 하체 관절의 부담이 눈에 띄게 줄어든다.

결국, 체중 관리는 발과 무릎을 위한, 보이지 않는 보호장치다. 적절한 체중을 유지하는 것만으로도 발의 아치가 안정되고, 무릎의 압박이 줄어 움직임이 훨씬 가벼워진다. 가벼운 몸은 건강한 관절을 만든다. 그 출발점은 몸에 무리를 주지 않는 꾸준한 운동과 매일의 식습관이다.

발의 균형과 골반 안정성

인체의 균형은 눈에 보이지 않는 정교한 연결로 이루어진다. 그 중심에는 발이 있다. 발은 지면과 맞닿은 유일한 기관으로, 몸 전체의 하중을 가장 먼저 받아내고, 그 충격을 다리·골반·척추를 거쳐 위쪽으로 전달한다. 따라서 발의 균형이 조금만 틀어져도 그 여파는 연쇄적으로 위로 올라가 온몸의 정렬에 변화를 일으킨다. 발의 작은 불균형이 결국 골반의 비틀림과 허리 통증으로 이어지는 이유가 여기에 있다.

[발의 균형이 온몸을 지탱하는 방식]

발은 단순히 서 있는 구조물이 아니라, 몸의 중심을 잡고 하중을 분산시키는 정교한 시스템이다. 발바닥의 내측 종아치·

외측 종아치·횡아치는 각각 다른 방향으로 하중을 분산시켜 지면의 충격을 흡수하고, 균형을 잡는다. 이 세 아치가 조화를 이룰 때, 무릎·골반·척추의 수직선이 곧게 유지된다.

하지만 이 아치가 무너지거나 한쪽으로 치우치면 하중의 중심선이 변한다. 예를 들어 발이 안쪽으로 기울면 무릎과 허벅지 뼈의 회전 각도가 바뀌고, 그 영향은 골반의 회전 그리고 척추의 기울기로까지 이어진다. 결국, 발의 균형은 단순한 하체 문제가 아니라 온몸의 축을 좌우하는 핵심 요소다.

균형이 안쪽으로 무너진 평발

평발은 발의 아치가 무너져 발바닥이 지면에 거의 완전히 닿는 상태를 말한다. 이 경우 체중이 발의 안쪽, 즉 내측에 집중되며, 발목이 안쪽으로 말리는 과내전(Pronation)이 발생한다. 그 결과 무릎이 안쪽으로 모이고, 허벅지 뼈가 안쪽으로 회전하며, 골반이 앞쪽으로 기울거나 한쪽으로 비틀린다.

이런 변화는 단순히 자세 문제로 끝나지 않는다. 골반이 기울면 허리 근육과 복부 근육의 균형이 깨지고, 한쪽 근육이 과도하게 당겨지거나 짧아지게 된다. 그 상태가 오래 계속되면 허리 통증, 좌골신경통, 척추측만증 같은 만성질환으로 이어진다. 또한, 평발은 걸을 때 충격 흡수가 제대로 되지 않아 발바닥 피로감, 종아리 긴장, 무릎 통증까지 동반하게 된다.

특히 아동이나 청소년기 평발은 성인기 골반 비틀림의 주요 원인이 된다. 성장기에는 관절과 인대가 유연하기 때문에 발의 작은 불균형이 곧바로 체형의 틀어짐으로 이어질 수 있다. 따라서 평발이 의심될 때는 조기에 교정 신발이나 맨발 걷기 훈련을 통해 아치의 탄성을 회복시켜주는 것이 중요하다.

균형이 바깥쪽으로 틀어진 요족

요족은 평발과 반대되는 형태로, 발의 아치가 과도하게 높아 발바닥 중앙이 지면에서 떨어져 있는 상태다. 이 구조에서는 체중이 발의 외측으로 과도하게 쏠리며, 발뒤꿈치와 새끼발가락 밑 부위가 지나친 압력을 받는다. 이때 발목이 바깥쪽으로 회전, 즉 과외전하게 되고, 그 결과 무릎과 허벅지가 바깥으로 틀어지며 골반 또한 외측으로 밀려나게 된다.

요족은 겉보기에 탄탄하고 안정된 발처럼 보이지만, 실제로는 충격을 흡수하지 못하는 딱딱한 발이다. 이로 인해 발의 스프링 기능이 떨어지고, 하중이 그대로 골반과 척추로 전달된다. 골반은 균형을 유지하기 위해 한쪽으로 더 기울거나 뒤틀리며, 이 과정에서 허리 근육과 엉덩이 근육의 불균형이 심화된다.

요족 환자들은 종종 한쪽 다리가 짧게 느껴지거나, 걸을 때 몸이 한쪽으로 쏠리는 느낌을 호소한다. 이는 골반의 좌우 높이가 달라지기 때문이다. 결국, 이러한 비대칭이 장기적으로 계속되면 허리 통증뿐 아니라 어깨 비대칭, 턱관절 불균형까지 이어질 수 있다.

[골반 불안정이 만드는 연쇄적 변화]

골반은 인체의 중심 허브다. 다리의 움직임은 골반을 통해 척추로 전달되고, 상체의 자세 또한 골반이 기울어진 방향에 따라 달라진다. 따라서 발의 균형이 깨지면 그 영향은 곧바로 골반의 회전과 경사로 나타나며, 결국 몸 전체의 축이 틀어진다.

골반이 기울면 허리뼈의 정렬이 바뀌고, 하중이 한쪽 다리에 집중되면서 무릎 통증이 심화된다. 이로 인해 허리 한쪽은 과도하게 긴장하고 반대쪽은 느슨해지는 불균형이 생기며, 심하면 척추측만증이나 만성 요통으로 발전할 수 있다.

또한, 골반이 불안정하면 복부 장기와 혈류 순환에도 영향을 미친다. 골반이 앞쪽으로 기울면 복부 압력이 높아지고, 뒤로 기울면 허리 하부의 혈액순환이 저하된다. 이런 변화는 장기 기능 저하, 피로감, 하체 부종, 소화 문제로 이어질 수 있다.

[균형 회복을 위한 실천]

발의 균형과 골반 안정성을 되찾기 위해서는 발 근육 강화, 신발 선택 그리고 올바른 보행 습관이 핵심이다. 맨발 걷기나 맨발 신발을 활용하면 발바닥의 감각이 살아나고, 근육과 인대가 스스로 균형을 잡는 힘을 되찾는다. 특히 평발의 경우 발의 내재근을 자극해 아치가 자연스럽게 복원되도록 돕고, 요족의 경우 경직된 근육을 이완시켜 유연성을 회복시킨다.

또한, 스트레칭과 코어 운동은 골반의 정렬을 바로잡는 데 효과적이다. 발목 돌리기, 종아리 스트레칭, 고양이 자세·브릿지 동작 같은 코어 운동은 발에서 골반까지 이어지는 근육 체인을 부드럽게 연결해준다. 걷기나 서 있을 때도 양발의 하중이 균등하게 분포되도록 의식하는 습관이 필요하다.

발은 몸의 가장 아래에 있지만, 그 영향력은 가장 위까지 닿는다. 발의 균형이 곧 골반의 균형이고, 골반의 안정이 곧 온몸의 건강이다. 평발이든 요족이든, 발의 형태를 바로잡는 일은 단순히 발의 모양을 교정하는 것이 아니라 몸 전체의 균형 구조를 회복하는 과정이다. 골반이 안정될 때 척추는 곧게 서고, 몸의 중심이 자연스럽게 정렬된다. 결국, 건강한 몸은 발에서 시작되고, 그 기초는 균형 잡힌 한 걸음으로부터 만들어진다.

발의 유연성과 다리 근육 피로

발의 유연성은 다리 근육과 직접 연결되어 있으며, 다리 근육의 피로와 통증 예방에 중요한 역할을 한다. 발이 유연하지 않으면 걷거나 뛰는 동안 근육과 힘줄이 긴장하고, 다리 근육에 쉽게 피로가 누적될 수 있다. 특히 중장년층은 나이가 들면서 발과 다리의 유연성이 감소하고 근육의 긴장도가 증가하여, 다리의 만성적인 피로와 통증으로 이어지기 쉽다. 그렇다면 발의 유연성이 어떻게 다리 근육의 피로에 영향을 미치는지, 그리고 이를 개선하기 위한 효과적인 관리법은 무엇인지 알아보자.

[발의 유연성이 만드는 충격 완화 구조]

발은 걸을 때마다 체중의 1.5~3배에 달하는 충격을 받는다.

이때 발의 아치와 발목이 적절히 움직이며 스프링처럼 하중을 흡수하고 다시 밀어내는 역할을 한다. 유연한 발은 지면에 닿는 순간 부드럽게 휘어졌다가, 몸이 앞으로 나아갈 때 자연스럽게 복원되며 추진력을 만든다. 즉, 발의 유연성은 충격 흡수와 에너지 전달의 핵심 메커니즘이다.

반면 발의 움직임이 제한되면, 지면의 충격이 고스란히 다리 근육과 관절로 전달된다. 이때 종아리·허벅지 근육이 충격을 대신 흡수하려다 과도하게 긴장하며, 근육 피로가 빠르게 누적된다. 특히 비복근·가자미근 등의 장딴지 근육과 아킬레스건은 발의 유연성이 떨어질수록 경직되기 쉽고, 이로 인해 다리 무게감·저림·근육통이 나타난다.

[유연성 부족이 불러오는 근육 피로의 악순환]

발의 유연성이 떨어지면 발목과 발바닥 근육이 움직이는 범위가 좁아지고, 충격을 흡수할 수 있는 탄성 여유 공간이 사라진다. 이로 인해 발바닥 근육은 항상 긴장 상태를 유지하게 되고, 걸을 때마다 발목이 단단하게 버티는 대신 근육이 더 많은 힘을 쓰게 된다. 그 결과 발뿐만 아니라 종아리·허벅지 근육까지 연쇄적으로 피로가 쌓인다.

특히 장시간 서 있는 교사, 간호사, 조리사 등의 직업군이나 하루에 많은 걸음을 걷는 사람은 발의 유연성이 떨어질 경우 다리 전체의 혈류 순환이 저하되고, 근육 속 젖산이 축적되어 쉽게 피로감을 느끼게 된다.

유연성 부족은 또한 보행 패턴의 변화를 초래한다. 충격을 흡수하지 못하므로 발뒤꿈치 착지 시 충돌력이 커지고, 그 반동이 무릎과 골반으로 전달된다. 이 과정이 반복되면 무릎 통증, 햄스트링 뻣뻣함, 허리 통증까지 동반될 수 있다. 결국, 발의 유연성 저하는 단순한 피로가 아니라 하체 전체의 근육 불균형과 통증의 시작점이 된다.

[유연한 발이 만드는 근육의 이완과 효율]

반대로 발의 유연성이 좋은 사람은 발바닥과 발목이 자연스럽게 움직이며 충격을 부드럽게 분산시킨다. 이 과정에서 발가락, 발목, 종아리 근육은 필요한 만큼만 수축하고 곧 이완되므로 근육 피로가 거의 쌓이지 않는다.

유연한 발은 힘을 쓰는 발이 아니라 힘을 조절하는 발이다. 예를 들어, 걷는 동안 발이 지면에 닿는 순간 아치가 잠시 눌렸다가 복원되며 충격을 흡수하고, 종아리 근육은 그 반발력을 받아 다음 걸음을 부드럽게 이어간다. 이때 에너지 손실이 적고, 보행 리듬이 일정하게 유지되어 하체의 피로도가 낮아진다.

유연성이 좋은 발은 또한 혈액순환을 촉진해 근육의 회복 속도를 높인다. 근육이 부드럽게 수축·이완할 수 있는 환경이 마련되면 젖산 축적이 줄고, 다리의 뻐근함이나 부종도 훨씬 덜하다.

[유연성 저하가 불러오는 대표 질환]

발의 유연성이 떨어지면 단순히 다리가 피로한 정도를 넘어 여러 질환의 원인이 될 수 있다. 종아리 근육통은 충격을 대신 흡수하느라 종아리 근육이 과도하게 수축할 때 발생한다. 아킬레스건염은 발목 유연성 저하로 인해 힘줄이 반복적으로 긴장하면서 생기는 염증이다. 족저근막염은 아치의 탄력이 떨어지면서 발바닥 근막이 늘어나 발생하는 염증이다. 정강이 통증(Shin Splints)은 지면 충격이 정강이뻐 주변 근육으로 전이되어 생긴다. 이 질환들은 대부분 초기에는 단순 피로로 착각되지만, 유연성 회복 없이 방치하면 만성 통증으로 발전한다.

[발 유연성 향상을 위한 실천]

발의 유연성을 유지하기 위해서는 발가락 스트레칭, 발목 회전 운동, 발바닥 공 굴리기 같은 간단한 동작을 매일 반복하는 것이 효과적이다. 맨발로 잔디나 모래 위를 걷는 것도 발의 감각 수용체를 자극해 근육과 인대의 신축성을 회복시키는 데 도움이 된다. 또한, 지나치게 딱딱한 신발이나 굽이 높은 신발은 피하고, 유연하고 가벼운 맨발 신발을 신으면 발이 스스로 움직이는 힘을 되찾을 수 있다.

결국, 발의 유연성은 단순히 발의 문제가 아니다. 발의 유연성이 곧 다리 근육의 회복력이며, 피로를 조절하는 능력이다. 유연한 발은 충격을 흡수하고 근육의 에너지를 절약하며, 하체의 움직임을 조화롭게 만든다. 반대로 발이 굳으면 몸 전체의 피로가 쌓인다. 즉, 다리의 가벼움은 발의 부드러움에서 시작된다.

발바닥 통증과 허벅지 근육

발바닥 통증은 많은 사람들이 흔히 경험하는 문제다. 하지만 대부분 발바닥 통증의 원인이 단순히 발바닥 자체에 있다고 생각하기 쉽다. 실제로 발바닥의 통증은 발뿐 아니라 종아리와 허벅지 등 다리 전체의 근육 상태와 깊은 관련이 있다. 특히 허벅지 근육의 긴장이나 약화가 발바닥 통증을 유발하거나 악화시킬 수 있다.

그렇다면 발바닥 통증과 허벅지 근육은 어떤 관계가 있으며, 이를 효과적으로 관리하는 방법은 무엇일까?

[균형과 완충을 담당하는 허벅지 근육]

우리 몸의 하체는 하나의 유기적인 사슬처럼 연결되어 있다. 발이 지면을 딛는 순간, 그 충격은 발바닥 → 종아리 → 무릎

→ 허벅지 → 골반으로 이어진다. 그만큼 허벅지 근육은 단순히 다리를 움직이는 역할을 넘어, 지면 충격을 흡수하고 몸 전체의 균형을 유지하는 핵심 중간 완충 장치라 할 수 있다. 따라서 허벅지 근육이 약화되거나 과도하게 긴장된 상태는 발바닥에 직접적 영향을 미치며, 결국 족저근막염·발뒤꿈치 통증·하체 피로 등 다양한 문제로 이어질 수 있다.

허벅지 근육은 크게 앞쪽의 대퇴사두근과 뒤쪽의 햄스트링으로 나뉜다. 이 두 근육은 무릎과 엉덩이를 동시에 움직이며, 보행이나 달리기 중에 체중이 실리는 순간의 충격을 조절한다. 정상적인 경우 허벅지 근육은 지면에서 올라오는 충격을 흡수해 발과 종아리, 무릎, 골반으로 고르게 분산시킨다.

하지만 이 근육들의 밸런스가 깨지면, 그 부담이 그대로 발바닥으로 몰린다. 이때 발의 아치와 족저근막이 과도한 긴장을 받으며 통증의 시작점이 된다. 허벅지 근육이 약하면 발바닥이 충격을 더 많이 감당해야 하고, 반대로 근육이 과도하게 긴장하면 발바닥이 늘 긴장된 상태로 고정된다. 결국, 두 경우 모두 발의 피로가 누적되고, 혈액순환이 떨어져 통증이 계속된다.

허벅지 근육이 약할 때

허벅지 근육이 약하면 하체의 중심이 흔들리고, 체중이 발바닥의 특정 부위로 쏠리게 된다. 특히 대퇴사두근이 약화되면 무릎이 안정적으로 버티지 못해 보행 중에 체중이 불균등하게 전달된다. 이때 발바닥의 내측 아치(발 안쪽 곡선)가 과도하게 눌리면서 족저근막에 미세한 손상이 반복된다. 이 상태가 계속되면 발바닥 근막에 염증이 생기며, 대표적인 만성 통증 질환인 족저근막염으로 발전한다.

초기에는 발뒤꿈치나 발바닥 중앙이 뻐근하게 아프지만, 시간이 지나면 아침 첫걸음조차 고통스러워질 정도로 심해진다. 허벅지 근육이 약할수록 발의 충격 흡수력이 떨어지고, 걸음걸이가 불안정해지며 종아리 근육까지 과로하게 된다. 특히 노년층이나 장시간 앉아서 일하는 사람들에게 이 현상이 두드러지게 나타난다. 즉, 발바닥 통증의 원인을 단순히 발에서 찾기보다, 허벅지 근육의 약화에서 비롯된 하체 전체의 불균형으로 이해해야 한다.

예방과 회복을 위해서는 허벅지 앞뒤 근육을 강화하는 운동이 필수다. 스쿼트, 브릿지, 런지 같은 기본 하체 운동은 무릎과 발의 연결성을 강화해 발바닥으로 전달되는 하중을 줄여준다. 꾸준한 근력 운동은 단순히 근육을 기르는 것이 아니라, 발의 피로를 흡수해주는 완충 장치를 회복시키는 과정이다.

허벅지 근육의 과도한 긴장

반대로, 허벅지 근육이 과도하게 긴장한 경우에도 문제가 생긴다. 대표적인 예가 햄스트링과 대퇴사두근의 긴장이다. 햄스트링이 과도하게 뻣뻣하면 골반이 뒤로 당겨지고 무릎이 과하게 펴진 '잠긴 자세'가 만들어진다. 이때 체중이 발뒤꿈치로 과도하게 실리며 발뒤꿈치 통증이나 아킬레스건 긴장이 발생한다.

반면, 대퇴사두근이 지나치게 뻣뻣하면 무릎이 앞으로 밀리고, 체중이 발 앞쪽, 특히 발바닥 앞부분인 중족부에 집중된다. 그 결과 발가락 밑의 근육과 인대가 늘어나 앞발바닥 통증, 티눈, 발가락 변형 같은 문제가 생긴다.

이처럼 허벅지 근육의 긴장은 단순히 허벅지 자체의 문제로 끝나지 않고 무릎 → 종아리 → 발바닥으로 이어지는 일련의 긴장 사슬을 만든다. 그 끝에서 가장 많이 손상되는 곳이 바로 발바닥 근막이다.

이 근막은 얇고 섬세해서 지속적인 스트레스에 매우 취약하다. 특히 장시간 앉아서 일하거나, 운동 후 충분한 스트레칭 없이 근육이 굳은 사람은 허벅지 근육의 단축으로 인해 발바닥이 뻣뻣해지고, 걸을 때마다 미세한 통증이 반복된다. 즉, 발의 문제처럼 보이지만 실제로는 허벅지 근육의 긴장이 원인일 때가 많다.

[허벅지와 발의 균형을 되찾는 방법]

발바닥 통증을 완화하기 위해서는 허벅지 근육의 강도와 유연성을 동시에 관리해야 한다. 단순히 스트레칭이나 마사지에 그치지 말고, 근육을 '풀고, 강화하고, 조율하는' 세 단계를 병행하는 것이 중요하다.

스트레칭 단계

햄스트링 스트레칭, 대퇴사두근 늘리기, 종아리 스트레칭을 매일 5~10분 실시한다. 벽을 짚고 한 발을 뒤로 뻗어 종아리를 늘여주는 동작은 발바닥 긴장을 완화하는 데 특히 효과적이다.

강화 단계

스쿼트, 브릿지, 레그컬과 같은 운동으로 허벅지 근육을 강화하면 무릎과 발의 하중을 분산시키는 능력이 향상된다. 단, 과도한 중량보다는 천천히 근육을 사용하는 저강도 컨트롤 운동이 적합하다.

조율 단계

맨발 걷기나 균형 잡기 운동을 통해 허벅지, 무릎, 발바닥의 협응력을 회복한다. 이때 맨발 신발을 착용하면 발바닥 감각이 살아나면서 하체 근육 전체의 조화가 개선된다.

발바닥 통증은 결코 발만의 문제가 아니다. 허벅지 근육의 약화나 긴장이 그 통증의 배후에서 작용하고 있을 가능성이 크다. 허벅지는 하체의 중심이자 발과 골반, 허리를 연결하는 중간 허브다. 따라서 허벅지 근육이 균형을 잃으면 발의 피로와 통증이 반복되고, 다리 전체의 정렬이 무너진다. 발을 치료하려면 발 위의 구조, 즉 허벅지부터 봐야 한다. 허벅지 근육을 유연하고 탄력 있게 유지하는 것이 결국 발바닥 통증을 줄이고, 건강한 보행과 균형 잡힌 하체를 만드는 첫걸음이다.

발의 혈액순환과 다리 정맥 건강

발의 혈액순환은 다리의 정맥 건강과 밀접한 관계가 있다. 발은 심장에서 가장 먼 부위에 있으므로, 혈액이 효과적으로 순환되지 않으면 다리의 정맥에 혈액이 정체되어 다양한 정맥 관련 질환을 유발할 수 있다. 특히 중장년층은 혈관 탄력성의 감소와 근육의 약화로 인해 발과 다리의 혈액순환 장애가 더 쉽게 발생하고, 정맥류, 다리 부종, 저림 등 다양한 문제로 이어질 수 있다.

[근육 펌프 작용과 혈액순환]

발바닥과 종아리에는 수많은 근육과 정맥이 얽혀 있다. 이 근육들이 수축할 때 정맥이 압박되고, 그 압력으로 혈액이 위쪽의 무릎과 허벅지, 그리고 심장 방향으로 밀려 올라간다. 이 과정을 근육 펌프 작용(Muscle Pump Mechanism)이라 부른다. 걷거나 발끝을 들고 서 있는 단순한 동작조차도 이 펌프 기능을 활성화하여 혈액을 움직이게 한다.

정상적인 경우, 정맥 내의 판막(Valve)은 혈액이 아래로 역류하지 않도록 일방통행처럼 작동한다. 근육이 수축하면 혈액이 위로 올라가고, 이완할 때 판막이 닫혀 혈액이 다시 아래로 떨어지지 않게 된다. 이러한 순환이 매 순간 반복되면서 다리의 혈액은 원활하게 심장으로 돌아간다.

하지만 근육이 약하거나 움직임이 적으면, 이 펌프 작용이 약해지고 혈류가 정체되기 시작한다. 그 결과, 다리 정맥 내의 압력이 높아지고 정맥벽이 늘어나며 혈액이 고이는 현상이 생긴다. 이것이 바로 하지정맥류(Varicose Veins)의 시작이다.

발의 혈액순환이 원활하지 않으면 가장 먼저 나타나는 증상은 다리의 무거움과 부종이다. 혈액이 정체되면서 조직 사이에 수분이 스며들어 발목이나 종아리가 붓고, 저녁이 되면 신발이 꽉 끼는 느낌이 든다. 또한, 정맥 내 압력이 올라가면 혈관이 겉으로 튀어나오는 정맥류 현상이 생기거나, 장시간 서 있을 때 통증과 열감이 동반된다.

이런 상태가 장기적으로 이어지면 정맥벽의 탄성이 떨어지고, 혈류가 느려져 노폐물이 쌓인다. 결국, 다리 피부가 검게 변하거나 피부염, 궤양 같은 합병증으로 발전할 수도 있다. 즉, 발의 순환 저하는 단순히 피로의 문제가 아니라 혈관 건강 전체를 흔드는 근본적인 위험 요인이다.

근육은 단지 움직임을 만드는 기관이 아니라, 혈액을 움직이는 보조 심장의 역할을 한다. 특히 발과 종아리 근육은 다리 하부 정맥의 순환에 핵심적이다. 하지만 운동 부족, 장시간 앉아 있는 생활, 그리고 지나치게 딱딱한 신발은 이 근육들의 활동을 크게 줄인다. 근육이 약해지면 정맥의 압력을 밀어 올리는 힘이 약화되어 혈액이 다리 아래쪽에 고이기 쉽다.

이로 인해 정맥 내 판막에도 부담이 가해지고, 장기적으로 판막이 손상되면 혈액이 역류하면서 하지정맥류가 더욱 악화된다. 또한, 발 근육이 약하면 발의 아치가 무너지고, 체중 분산이 불균형해져 혈류의 흐름이 원활하지 않게 된다. 결국, 발의 구조적 불균형이 정맥 순환 문제를 심화시키는 악순환을 만든다.

[혈액순환을 돕는 생활습관]

발의 혈액순환을 개선하고 정맥 건강을 지키기 위해서는 근육을 자극하고 움직임을 늘리는 습관이 필요하다. 맨발로 걷기나 발끝 들기 운동을 자주 하면 좋다. 발바닥 근육과 종아리 근육을 자극해 펌프 기능을 되살린다. 장시간 앉아 있거나 서 있는 자세를 피한다. 1시간마다 잠시 일어나 발목을 돌리거나, 까치발로 서서 종아리 근육을 수축시킨다. 무릎 아래를 조이는 옷이나 양말은 피한다. 혈류를 방해해 정맥 내 압력을 높일 수 있다.

수분 섭취를 충분히 하고, 짠 음식 섭취를 줄인다. 혈액 점도를 낮추고 부종을 완화한다. 밤에는 다리를 심장보다 약간 높게 올리고 휴식한다. 중력의 부담을 줄여 혈액이 자연스럽게 위로 흐르도록 돕는다. 이와 함께 걷기, 자전거 타기, 수영 등의 가벼운 유산소 운동은 하체 근육을 부드럽게 활성화해 정맥 내 순환을 안정적으로 유지시킨다.

발의 혈액순환은 다리 정맥 건강의 핵심이다. 혈류가 막히면 정맥은 부풀고, 혈액이 고이면 부종과 통증이 뒤따른다. 발과 종아리 근육이 충분히 움직이고 수축할 때 비로소 정맥은 제 역할을 할 수 있다. 즉, 발의 움직임이 곧 정맥의 심장박동과 같다. 꾸준한 하체 근육 운동, 올바른 신발 선택, 그리고 자주 움직이는 생활습관이 다리의 혈류를 살리고 정맥 건강을 지키는 가장 확실한 방법이다.

발 건강과 다리 근육 비대칭

우리 몸은 좌우가 완벽히 대칭이진 않지만, 다리 근육이 비대칭적으로 발달하거나 근력이 불균형해지면 단순히 미관상의 문제를 넘어 전신 균형과 건강에 부정적인 영향을 미친다. 특히 다리 근육의 비대칭은 골반, 척추 등의 만성적인 문제로 연결될 수 있다. 이때 발 건강은 다리 근육 비대칭의 중요한 원인이 되며, 발의 구조적 문제나 불균형이 다리의 근육 발달과 균형에 직접적인 영향을 줄 수 있다.

[발바닥 아치 불균형의 문제]

발바닥의 아치 구조가 무너진 평발이나 요족 또는 한쪽 발이 더 약한 경우, 걷거나 뛸 때 체중이 불균형하게 분산된다. 이로 인해 다리 근육이 좌우 비대칭적으로 긴장하거나 발달하여 비대칭이 나타날 수 있다.

아치가 낮은 평발은 발 안쪽으로 체중이 집중되어 종아리와 허벅지 안쪽 근육이 과도하게 긴장하고 발달하게 된다. 아치가 높은 요족은 발 바깥쪽 근육과 다리 외측 근육이 과도하게 발달하거나 긴장하여 비대칭을 유발할 수 있다.

[잘못된 보행 습관]

발에 통증이나 불편감이 있으면 이를 무의식적으로 회피하는 보행 습관이 형성될 수 있다. 이로 인해 한쪽 다리 근육만 계속 긴장하거나 발달하여 다리 근육의 좌우 비대칭을 초래할 수 있다. 발바닥 통증이나 발목 불안정성으로 인해 특정 다리 근육이 더 많이 사용되어 근육 불균형을 초래할 수 있다. 걷는 방식의 작은 차이가 근육의 좌우 사용 비율을 바꾸고, 시간이 지나면서 눈에 띄는 비대칭 다리를 만든다.

한쪽 다리에 체중을 싣는 습관

오랜 시간 서 있거나 걸을 때, 한쪽 다리에만 체중을 싣는 버릇은 다리 근육의 좌우 사용량을 극단적으로 달라지게 만든다. 이로 인해 한쪽은 근육이 단단하게 뭉치고, 다른 쪽은 약해져 자세의 균형이 무너진다.

무릎이 안쪽으로 모이는 걸음

내반 보행이라고도 한다. 평발이나 발의 과내전이 원인일 때가 많다. 허벅지 안쪽 근육은 과하게 사용되고, 반대로 바깥쪽 근육은 약해져 다리 모양이 변형된다.

발끝이 바깥으로 향한 걸음

외반 보행이라고도 한다. 엉덩이와 허벅지 뒤쪽 근육이 짧거나 긴장될 때 나타난다. 이 경우 발바닥 바깥쪽에 체중이 실려 종아리 바깥쪽 근육만 발달하는 경향이 있다.

[올바른 보행 교정 방법]

다리 근육의 비대칭은 단순히 한쪽 다리 근육이 크거나 작은 문제를 넘어, 온몸의 균형과 자세, 관절의 정렬까지 흔드는 구조적 불균형으로 이어질 수 있다. 이 불균형의 출발점은 대부분 걷는 습관에서 비롯된다. 즉, 보행 자세를 바로잡는 것만으로도 다리 근육의 좌우 차이를 예방하고, 이미 생긴 비대칭을 서서히 개선할 수 있다.

걷기란 단순히 발을 앞으로 내딛는 행위가 아니다. 발의 착지 순간부터 체중 이동, 발끝의 밀어내기까지 모든 과정이 근육의 협응과 균형 유지를 포함한 전신 운동이다. 특히 발은 체중을 가장 먼저 받아내는 부위이자 무릎·골반·척추로 하중을 전달하는 시작점이다. 걷는 동안 발의 어느 부분에 체중이 실리느냐에 따라 다리 근육의 사용 비율이 달라진다.

예를 들어 발의 안쪽, 즉 내측 아치에 과도한 압력이 걸리면 허벅지 안쪽 근육인 내전근과 종아리 안쪽 근육이 과도하게 사용되고, 반대로 바깥쪽에 힘이 몰리면 허벅지 바깥쪽 근육인 외측광근과 종아리 바깥쪽 근육인 비골근이 과도하게 발달한다. 이 미세한 차이가 장기적으로 좌우 근육 비대칭을 만든다.

따라서 발의 착지부터 발끝 밀어내기까지 발바닥 전체를 균형 있게 사용하는 것이 가장 중요하다. 뒤꿈치 → 발바닥 중앙 → 발가락 순으로 부드럽게 체중을 이동시키는 습관을 들이면 발의 아치가 고르게 작동하고, 양쪽 다리의 근육 사용이 자연스럽게 균형을 이룬다.

발 전체로 걷기

걸을 때 뒤꿈치부터 닿고, 체중이 발바닥 중앙을 거쳐 발가락 끝으로 이동하도록 한다. 발의 어느 한 부분에 힘이 집중되지 않게 하는 것이 핵심이다.

발가락 사용하기

대부분의 사람은 걷는 동안 발가락을 거의 사용하지 않는다. 하지만 발가락으로 지면을 살짝 밀어내는 느낌을 의식하면 아치 근육과 허벅지 근육이 자연스럽게 균형을 잡는다.

보폭을 좁히고 천천히 걷기

과도하게 큰 보폭은 체중이 한쪽에 실리는 시간을 길게 만들어 다리 근육의 비대칭을 악화시킨다. 짧고 안정된 보폭으로, 리듬감 있게 걷는 습관이 바람직하다.

몸의 중심선을 유지하기

걸을 때 상체가 좌우로 흔들리지 않도록 복부에 약간 힘을 주고 시선을 전방으로 유지한다. 골반이 좌우로 흔들리면 발의 하중 분포가 달라지고 근육 피로가 비대칭적으로 쌓인다.

맨발 걷기 훈련 병행

맨발이나 맨발 신발로 짧은 거리 걷기를 시도하면 발바닥 감각이 깨어나고, 자연스럽게 체중을 골고루 분산시키는 보행 습관이 형성된다.

[균형 잡힌 보행이 만드는 변화]

바른 보행 습관은 단순히 다리 근육의 모양을 바꾸는 것이 아니라, 몸 전체의 정렬을 바로잡는다. 발이 균형 있게 작동하면 무릎·허벅지·골반의 하중이 고르게 분산되고, 근육이 한쪽으로 과도하게 사용되는 현상이 줄어든다. 그 결과 다리의 좌우 둘레 차이가 완화되고, 보행 시 피로감도 현저히 줄어든다. 또한, 올바른 보행은 혈액순환과 림프 흐름을 개선하여 다리 부종과 피로를 예방하고, 근육의 탄력과 유연성을 유지한다.

결국, 발의 균형 잡힌 움직임은 다리 근육의 비대칭을 예방하는 동시에 몸 전체의 균형과 안정성을 회복시키는 근본적 해법이다.

발의 평형과 발목 관절 건강

발의 평형과 균형은 발목 관절의 건강과 깊은 연관이 있다. 발목 관절은 걷거나 뛸 때 신체의 균형을 잡고, 지면과의 충격을 흡수하며, 체중을 효율적으로 전달하는 중요한 역할을 한다. 발의 균형이 무너지면 발목 관절에 비정상적인 압력과 긴장이 가해지고, 장기적으로 발목 염좌, 관절염, 만성적인 통증과 같은 다양한 문제로 이어질 수 있다. 특히 중장년층에서는 발의 균형 저하로 인해 발목 관절의 문제가 더욱 자주 나타날 수 있어 주의가 필요하다.

[발의 불균형과 발목 관절 손상]

발의 균형이란 두 발이 똑바로 서 있는 상태를 의미한다. 나아가 발바닥 아치의 구조적 안정성, 발목의 지지력, 발 근육의 협응력이 조화롭게 작동하는 상태를 말한다. 이 세 요소가 균형을 이루면 발은 충격을 흡수하고 체중을 고르게 분산하며, 보행이나 운동 중에도 안정적으로 몸을 지탱할 수 있다.

그러나 이 균형이 한 부분이라도 무너지면, 가장 먼저 영향을 받는 부위가 바로 발목 관절이다. 발목은 발과 다리 사이에서 끊임없이 움직이며 하중을 조절하는 관절이기에, 작은 불균형도 누적되면 큰 구조적 문제로 이어진다.

발의 아치는 곡선 형태가 아니라, 체중을 지탱하는 3차원적 구조물이다. 내측 종아치는 충격을 흡수하고, 외측 종아치는 지지력을 담당하며, 횡아치는 발의 유연성을 조절한다. 이 3가지 아치가 서로 협력할 때, 발목은 수직축을 따라 안정적으로 움직일 수 있다.

그러나 아치가 무너지거나, 발의 근육이 한쪽으로 과도하게 긴장하면 이 안정축이 틀어진다. 그 결과 발목이 바깥이나 안쪽으로 기울어지며 관절면의 하중이 불균형하게 분포한다. 이 미세한 기울기가 반복되면 발목 관절의 인대, 근육, 연골이 서서히 손상되기 시작한다.

아치 붕괴로 인한 과회내

발의 아치가 무너져 발바닥이 평평해지는 평발(Flat Foot)은 발의 균형 붕괴를 대표하는 상태다. 아치가 낮아지면 체중이 발 안쪽에 집중되고, 발목이 안쪽으로 꺾이는 현상, 즉 과회내가 발생한다. 과회내가 계속되면 발목 관절은 항상 기울어진 상태로 하중을 받게 되고, 이로 인해 발목 인대가 늘어나거나 염좌, 즉 발목을 삐는 일이 자주 발생한다. 특히 내측 복사뼈 아래쪽 통증, 발바닥 안쪽의 피로감, 걸을 때 발목이 흔들리는 느낌이 있다면 이미 과회내로 인한 불균형이 진행 중일 가능성이 크다.

이 상태가 장기화되면, 발목 주변의 작은 근육들인 후경골근, 장지굴근, 비골근 등이 계속 긴장한 채로 하중을 버티게 된다. 그 결과 발목 관절이 불안정해지고, 보행 시 중심을 잃거나 자주 접질리는 습관적 염좌로 발전할 수 있다. 특히 평발 상태에서는 충격이 흡수되지 않아 무릎과 골반, 허리까지 연쇄적으로 부담이 가중된다. 즉, 평발로 인한 과회내는 단순히 발의 문제가 아니라 전신 정렬을 무너뜨리는 시작점이 된다.

근육과 인대의 과긴장

발의 균형이 무너질 때 두 번째로 나타나는 문제는 발목 주변 근육과 인대의 만성 긴장이다. 발은 끊임없이 균형을 잡으려 하기 때문에 한 방향으로 쏠린 하중을 보정하기 위해 근육이 계속 수축한다. 이때 종아리의 비복근·가자미근, 발목의 전경골근·후경골근, 발바닥의 족저근막 등이 끊임없이 긴장 상태로 유지된다.

결과적으로 발목 관절의 유연성이 감소하고, 움직임이 경직된 상태로 고정된다. 이런 상태에서는 발목을 돌릴 때마다 통증이 느껴지고, 아침에 첫발을 내디딜 때 뻣뻣함이 심하게 나타난다. 또한, 관절 주변의 혈류가 나빠져 염증 반응이 쉽게 발생하며, 만성 발목 통증, 힘줄염, 근막 긴장 증후군으로 이어진다.

특히 운동을 자주 하거나 장시간 서 있는 사람의 경우, 발 근육의 피로가 누적되면서 균형 유지 능력이 떨어지고, 작은 충격에도 발목이 쉽게 접히거나 미끄러지는 현상이 잦다. 이러한 상태는 근육의 단순한 피로가 아니라 발의 구조적 균형이 무너진 결과다.

장기적 불균형이 만든 퇴행성 변형

발의 균형이 오랜 기간 깨진 상태로 방치되면 하중이 발목 관절의 특정 부위에 계속 집중된다. 그 결과 연골의 마모와 관절면 변형이 진행되며, 시간이 지나면 발목 관절염으로 발전할 수 있다. 발목 관절염은 단순한 통증이 아니라 발목의 구조적 기능 저하를 의미한다. 연골이 닳으면 뼈끼리 직접 마찰하게 되고, 관절 주변에 염증이 생기며 부기와 통증이 반복된다.

특히 평발이나 요족을 가진 사람은 이미 하중 분포가 불균등하기 때문에 정상적인 사람보다 퇴행 속도가 훨씬 빠르다. 또한, 발의 불균형으로 인해 발목이 한쪽으로 치우친 상태에서 걷게 되면 발목뼈, 즉 거골이 제 위치에서 벗어나 관절면이 비정상적으로 닳는 퇴행성 변형성 관절염이 나타난다. 이 시점에서는 단순한 물리치료로는 회복이 어렵고, 정형외과적 교정이나 보조기 착용이 필요할 정도로 진행될 수 있다.

꾸준한 발목 스트레칭과 마사지

발목 주변의 근육과 인대가 유연하면 발의 균형이 유지되고 발목 관절의 긴장과 피로를 예방할 수 있다. 발목 관절 주변 근육을 부드럽게 스트레칭하여 긴장을 완화하고 발목 관절의 유연성을 높인다. 발목 주변을 손가락으로 부드럽게 마사지하거나 테니스공을 이용해 발바닥을 마사지하면 발과 발목의 혈액순환과 균형 유지에 효과적이다.

발목 관절 문제의 조기 발견과 관리

발이나 발목에 불편함이나 통증이 있을 때 초기에 빠르게 대

처하는 것이 매우 중요하다. 발목의 피로감, 붓기, 불안정성 같은 증상이 나타나면 즉시 전문가의 상담과 치료를 받는 것이 좋다. 초기 단계에서 적절한 관리를 하면 발목 관절 문제를 악화시키지 않고 빠르게 회복할 수 있다.

요컨대 발의 균형과 발목 관절 건강은 서로 깊게 연결되어 있다. 발의 균형이 무너지면 발목 관절의 안정성이 떨어지고 발목 염좌, 만성적인 통증, 관절염과 같은 문제가 발생할 수 있다. 따라서 평소 발과 발목의 균형을 유지하기 위한 꾸준한 운동과 스트레칭, 올바른 신발 착용, 적정 체중 유지, 올바른 보행 습관을 생활 속에서 실천하는 것이 중요하다. 발의 균형 관리를 통해 발목 관절의 건강을 유지하고 나아가 전신 건강과 삶의 질을 높일 수 있음을 잊지 말아야 한다.

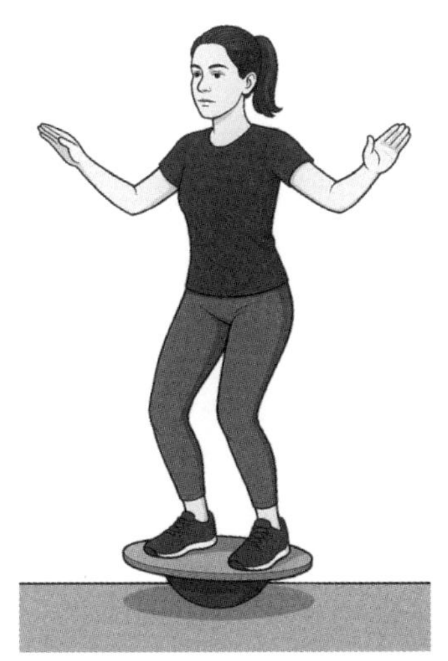

5장

발과 근골격계 건강의 관계

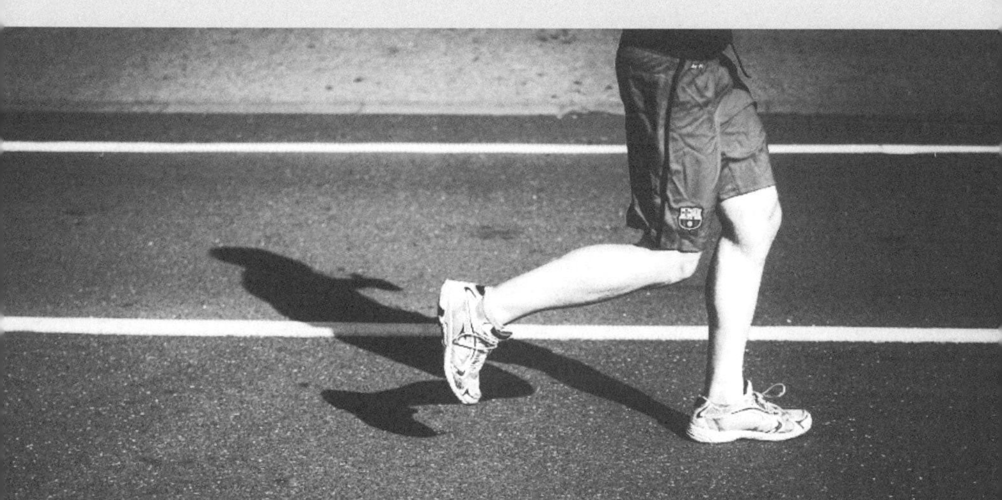

중장년층은 발과 척추의 연결이 약해지기 쉬운 시기다. 나이가 들수록 발의 지방층이 얇아지고, 근육과 인대의 탄력이 감소한다. 이로 인해 발의 아치가 서서히 무너지며 체중을 지탱하는 능력이 떨어진다.

발 건강과 척추 정렬

발은 신체의 가장 아래에서 몸 전체를 떠받치는 기초 토대다. 우리의 체중은 모두 발을 통해 지면으로 전달되며, 그 과정에서 발은 단순한 받침대가 아니라 균형 조절기이자 충격 완화 장치로 작동한다. 그러나 이 작은 부위의 구조나 기능이 무너지면 그 여파는 곧장 위로 전달되어 척추의 정렬을 흐트러뜨린다. 즉, 발 건강은 단순히 걷기 편한 수준을 넘어 척추의 안정성과 전신 균형을 결정짓는 핵심 요소다.

[발 건강이 척추 정렬에 미치는 영향]

발의 구조는 땅과 맞닿는 순간마다 체중의 방향을 섬세하게 조절한다. 정상적인 발은 아치의 탄성을 이용해 하중을 고르게 분산시키고, 그 힘을 발목 → 무릎 → 골반 → 척추로 순차적으로 전달한다. 이 구조적 연결은 운동 사슬(Kinetic Chain)이라 불리며, 발의 작은 기울기 하나가 척추의 정렬과 자세에 큰 변화를 일으킬 수 있다.

예를 들어 발이 안쪽으로 과도하게 기울면, 즉 평발이나 과회내 상태라면, 무릎이 안쪽으로 회전하고 골반이 앞으로 쏠리게 된다. 이때 척추는 중심을 맞추기 위해 상체를 반대 방향으로 비틀어 균형을 잡는다. 이 보상 작용이 반복되면 요추가 한쪽으로 휘거나 회전하는 형태의 불균형이 나타난다. 반대로 발의 아치가 지나치게 높은 요족이라서 체중이 바깥쪽으로 쏠리면, 척추는 반대쪽으로 비틀리며 한쪽 허리 근육이 과도하게 긴장하게 된다.

결국, 발의 구조가 틀어지면 허리 근육의 불균형, 척추의 비틀림, 골반의 경사까지 이어지는 것이다.

[발의 이상이 만드는 척추의 연쇄적 변화]

발은 한 걸음 내디딜 때마다 신체 전체의 균형을 유지하기 위해 끊임없이 미세 조정을 한다. 하지만 발의 구조가 불안정하거나 발바닥에 지속적인 통증이 존재하면, 몸은 무의식적으로 통증이 적은 쪽으로 체중을 옮긴다. 이 습관적 회피 자세는 척추의 정렬에 미세한 비대칭을 만들고, 시간이 지날수록 골반의 회전, 허리의 비틀림, 어깨높이의 차이로 나타난다.

특히 평발, 요족, 족저근막염, 무지외반증 같은 발 질환은 척추 정렬에 직접적인 영향을 미친다. 발의 아치가 무너지면 충격이 척추로 고스란히 전달되어 요추, 즉 허리뼈 사이의 디스크 압력이 증가하고, 반대로 아치가 과도하게 높으면 척추 주위 근육이 항상 긴장한 상태로 고정된다. 이로 인해 나타나는 대표적인 증상이 만성 요통, 좌골신경통, 허리 뻣뻣함, 자세 피로다.

[척추와 발의 균형이 무너지는 중년 이후]

특히 중장년층은 발과 척추의 연결이 약해지기 쉬운 시기다. 나이가 들수록 발의 지방층이 얇아지고, 근육과 인대의 탄력이 감소한다. 이로 인해 발의 아치가 서서히 무너지며 체중을 지탱하는 능력이 떨어진다. 한편 척추와 골반의 관절 역시 퇴행성 변화로 인해 유연성을 잃고, 미세한 충격에도 쉽게 피로를 느끼게 된다. 즉, 발의 완충력이 떨어지면 척추가 그 충격을 대신 감당해야 한다.

그 결과 요추의 디스크 압력이 높아지고, 허리 통증이나 피로감이 잦아진다. 특히 온종일 서서 일하거나, 운동량이 적고 앉아 있는 시간이 긴 사람은 발의 근육이 약화되어 척추 정렬이 더 쉽게 틀어진다. 또한, 중년 이후에는 시력 저하나 균형 감각 약화로 인해 보행 중 자세가 미세하게 변하는데, 이 역시 척추 정렬의 불균형을 가속한다. 결국, 중년 이후에는 발의 구조적 안정성과 척추의 중심 정렬을 동시에 관리해야 한다.

[발 건강과 척추 정렬 유지를 위한 관리법]

평소 바른 자세와 올바른 보행 습관을 갖추면 발과 척추 정렬을 유지할 수 있다. 서거나 걸을 때 발바닥 전체로 균형 있게 지면을 밟고, 몸의 중심선을 유지한다. 장시간 앉거나 서 있을 때는 자주 자세를 바꾸고 스트레칭하여 척추의 긴장을 예방한다.

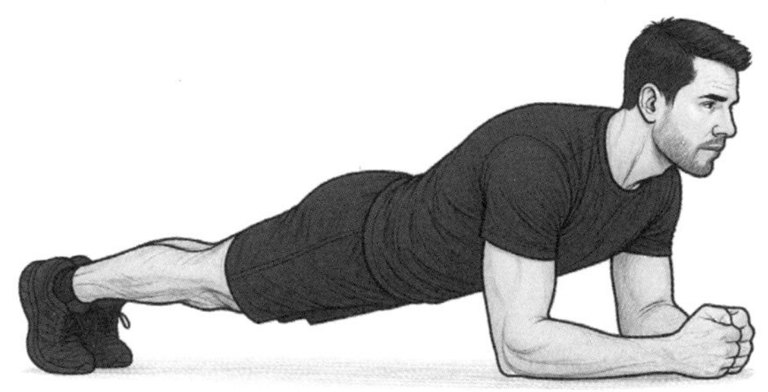

요컨대 발 건강은 척추 정렬과 깊이 연관되어 있으며, 발의 문제나 구조적 변화는 척추 건강에 직접적인 영향을 미친다. 발 건강과 척추 정렬 관리를 위해서는 평소 올바른 신발 착용, 발과 척추 근육 강화 운동, 바른 자세 유지, 균형 잡힌 영양 섭취와 체중 관리 등 다양한 방법을 병행하여 꾸준히 관리하는 것이 중요하다. 발과 척추의 균형을 함께 관리하면 전신 건강을 유지하고 삶의 질을 크게 높일 수 있다는 점을 항상 기억해야 한다.

발의 피로와 어깨 결림

발은 인체의 가장 아래에 위치하지만, 그 영향은 몸 전체로 확산된다. 특히 발의 피로는 생각보다 멀리 떨어진 부위인 어깨의 결림과도 밀접한 관련이 있다. 이를 이해하기 위해서는 신체의 정렬 구조, 체중 분산, 그리고 근막의 연결망에 대해 살펴볼 필요가 있다.

먼저, 발의 피로는 보행 패턴의 변화를 초래한다. 발바닥 근육이나 족저근막에 피로가 누적되면 걸음걸이가 흐트러지고, 무의식적으로 보폭이 짧아지거나 발을 질질 끄는 형태로 변한다. 이는 발목, 무릎, 고관절의 움직임에도 영향을 주어 몸 전체의 균형에 변화를 가져온다. 체중이 특정 부위에 과도하게 실리거나, 중심축이 어긋나는 일이 반복되면 허리와 등, 나아가 어깨까지 긴장하게 된다.

두 번째로, 발과 어깨는 근막을 통해 연결되어 있다. 근막은 근육과 장기를 둘러싸는 결합조직으로, 머리부터 발끝까지 하나의 연속된 조직망처럼 연결되어 있다. 특히 후방 근막선은 발뒤꿈치에서 시작해 종아리, 허리, 등을 지나 후두부와 머리까지 이어진다. 이 선이 경직되면 상체 후면 근육이 당겨져 어깨의 긴장을 유발할 수 있다. 발의 피로가 누적되어 족저근막이 긴장되면 이 연결망 전체에 영향을 주어 어깨 결림이 생기거나 악화될 수 있다.

또한, 오랫동안 서 있는 직업을 가진 사람이나 장시간 걷는 활동을 반복하는 사람은 발의 피로를 방치할 경우 어깨뿐 아니라 목과 턱의 긴장도 경험하게 된다. 이와 같은 온몸의 연쇄적인 근육 피로는 피로감뿐 아니라 두통이나 집중력 저하로 이어질 수 있다.

이러한 연관성은 현대의 족부의학이나 물리치료 분야에서도 주목받고 있으며, 실제로 발바닥의 피로를 해소하기 위한 발 마사지나 족욕, 기능성 신발 착용 등의 방법이 어깨 통증 완화에도 긍정적인 영향을 주는 것으로 보고되고 있다. 예를 들어 아치 지지 기능이 탁월한 깔창을 사용했을 때, 상체의 근육 긴장이 완화되고 자세도 개선되는 사례가 있다.

결론적으로, 발의 피로는 체형 변화와 근막 연결을 통해 어깨

결림을 유발할 수 있는 중요한 요인이다. 따라서 어깨 통증이 계속될 경우 그 원인을 발에서부터 찾아보는 것이 도움이 되며, 발 건강을 관리하는 습관이 온몸의 근골격계 건강 유지에 핵심적인 역할을 한다.

발 건강과 척추측만증

발은 척추를 포함한 온몸의 골격을 지탱하는 토대이다. 집의 기초가 흔들리면 상부 구조 전체가 영향을 받듯이, 발의 정렬이나 기능 이상은 척추의 형태에도 영향을 줄 수 있다. 특히 척추측만증과 같은 척추의 구조적 변형은 단순히 척추 자체의 문제만이 아니라, 발의 불균형이나 기능 저하와 밀접하게 관련되어 있다.

척추측만증은 척추가 정면에서 볼 때 S자형이나 C자형으로 휘는 상태를 말한다. 일반적으로는 청소년기에 발생하는 특발성 척추측만증이 많이 알려졌지만, 성인기에 발의 이상 정렬로 인해 후천적으로 발생하거나 악화되는 경우도 존재한다. 이때 발의 건강 상태는 척추에 전달되는 하중의 방향, 균형, 그리고 보행 패턴에 영향을 미쳐 척추 정렬의 변화에 직결된다.

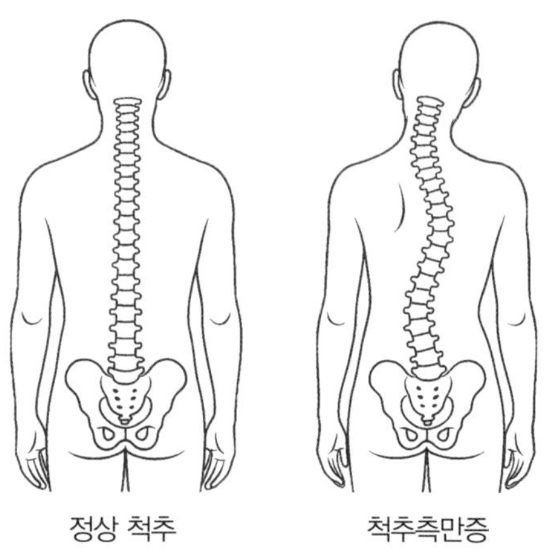

대표적인 예는 양쪽 다리 길이가 다르게 느껴지는 경우이다. 실제로 다리 길이 자체가 다른 경우도 있지만, 더 흔한 경우는 발의 아치 구조가 무너져 생기는 기능적 길이 차이다. 예를 들어 한쪽 발에 평발이 생기면 그쪽 다리가 상대적으로 짧게 작용하고, 반대쪽 다리에 하중이 과도하게 실린다. 이러한 체중 분산의 불균형은 골반을 기울게 하고, 그 보상 작용으로 척추가 측면으로 휘어진다.

또한, 발의 불안정성이나 과회내 현상도 척추측만증과 연관이 있다. 과회내는 발이 과도하게 안쪽으로 기울어지는 현상으로, 이로 인해 하지의 정렬이 무너지면 골반과 척추의 균형도 무너진다. 발의 이런 정렬 이상은 시간이 지나면서 근육의 긴장과 피로를 유발하고, 결과적으로 척추의 비틀림과 만성적인 측만을 심화시킬 수 있다.

물론 척추측만증은 유전적 요인과 신경 근육 측면의 요인도 작용하기 때문에 발만으로 설명할 수는 없다. 하지만 발의 건강이 척추의 구조적 안정성과 깊은 관계가 있다는 점은 여러 연구와 임상 사례를 통해 입증되고 있다. 특히 성인의 경우, 발 건강을 개선하면 기존의 척추측만증 증상이 완화되거나 더 악화되지 않는 경우도 있다.

예방과 관리 측면에서 보면, 평발이나 요족 같은 아치 이상을 조기에 발견하고, 적절한 깔창이나 교정 신발을 사용하는 것이 중요하다. 또한, 걷는 방식에 문제가 있는 경우에는 보행 교정 훈련이나 자세 재교육을 병행하는 것이 도움이 된다. 발 근육을 강화하고, 하체의 유연성을 유지하는 스트레칭도 척추 정렬 유지에 효과적이다.

결론적으로 발은 척추를 떠받치는 시작점이며, 발의 구조와 기능 이상은 척추측만증의 발생과 진행에 영향을 미칠 수 있다. 중년 이후 발의 아치가 무너지는 경우가 많아지므로, 척추 건강을 지키기 위해서라도 발을 꾸준히 관리하는 것이 필수적이다. 척추가 휘는 것을 막기 위해서는 눈에 잘 띄지 않는 발의 문제부터 세심하게 살펴야 한다.

발의 균형과 목 건강

발은 인체의 가장 아래에서 체중을 지탱하며, 지면과의 접점을 이루는 중요한 기관이다. 겉보기에 목과는 거리가 먼 부위처럼 보이지만, 실제로 발의 균형은 머리와 목의 위치를 결정짓는 중요한 요소이며, 목 건강에 큰 영향을 미친다. 이는 인체의 정렬과 근막 연결, 그리고 신경계의 반응 메커니즘과도 밀접한 관련이 있다.

사람의 몸은 발부터 머리까지 하나의 정렬 체계를 이루고 있다. 발이 균형을 잃으면 그 불균형은 점차 위쪽으로 전이되어 무릎, 골반, 척추를 거쳐 목까지 영향을 미친다. 예를 들어 양발의 하중이 고르게 실리지 않거나 한쪽 발의 아치가 무너진 경우, 골반이 기울어지고 척추가 비틀리며, 목이 이를 보상하기 위해 비정상적인 자세를 취하게 된다. 이때 목의 근육과 인대는 계속 긴장하게 되고, 이는 만성적인 통증이나 뻣뻣함, 심한 경우에는 경추의 퇴행성 변화로 이어질 수 있다.

특히 발의 불균형은 머리의 위치에도 영향을 준다. 사람은 무의식중에 눈의 수평을 유지하려 하므로, 발의 미세한 틀어짐에도 머리를 기울이거나 목을 돌려 균형을 맞추려 한다. 이런 보상 자세가 반복되면 경추 주변의 근육과 관절에 무리가 가해지고, 결과적으로 거북목 증후군, 경추의 만곡 이상, 긴장성 두통 등 다양한 목 질환이 유발될 수 있다.

또한, 근막 시스템의 관점에서도 발과 목은 연결되어 있다. 발바닥에서 시작되는 후방 근막선은 종아리, 허벅지 뒤쪽, 척주기립근을 지나 두개골 후두부까지 이어진다. 이 연속된 근막 구조가 어느 한 지점에서 긴장되면 전체에 영향을 미친다. 발의 균형이 무너지면 이 선 전체에 긴장감이 퍼지고, 결국 후두부와 목의 근육까지 당겨지며 통증이나 경직을 유발한다.

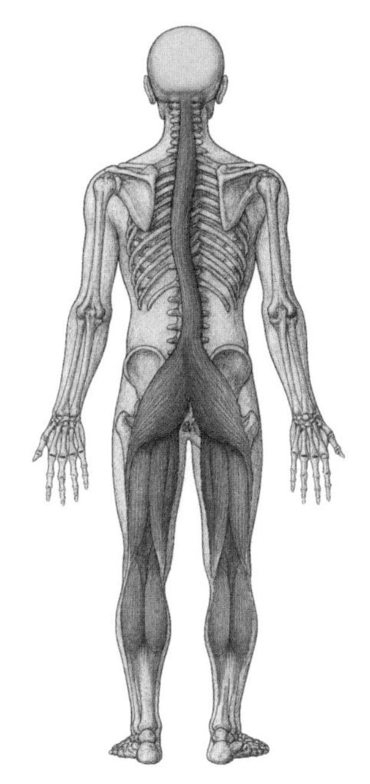

일상 속에서 발의 균형이 무너지는 원인은 다양하다. 오래 서 있는

생활, 쿠션이 없는 딱딱한 신발 착용, 한쪽으로 치우친 체중 습관, 평발 또는 요족 등이 주요 원인이다. 특히 중년 이후에는 발바닥 근육의 힘이 약해지고 아치 구조가 무너지기 쉬워 균형을 잘 잃는다. 이로 인해 전신 정렬이 흔들리고, 목의 부담은 더욱 커진다.

목 건강을 위해서는 발의 균형부터 점검해야 한다. 양발의 하중이 균등한지 확인하고, 보행 시 한쪽 발로 치우치는 습관이 있는지 살펴야 한다.

결론적으로, 발의 균형은 단지 하체의 문제로 끝나지 않는다. 그 미묘한 불균형은 전신 정렬의 연쇄 반응을 유도하여 목의 통증이나 기능 저하로 연결된다. 목 건강을 지키기 위한 첫걸음은, 발의 정렬과 균형을 세심히 돌보는 데서 시작해야 한다.

발의 충격 흡수 능력과 등 근육 긴장

발은 걷고 서고 달릴 때 지면으로부터 오는 충격을 흡수하는 완충 장치 역할을 한다. 이 기능은 온몸의 관절과 근육에 전달되는 스트레스를 조절하는 중요한 기전이다. 만약 발이 이 충격을 제대로 흡수하지 못하면 그 부담은 발목, 무릎, 고관절을 지나 척추와 등 근육으로 전달되며, 결국 만성적인 등 근육 긴장으로 이어질 수 있다.

사람의 발은 약 26개의 뼈와 다양한 인대, 근육, 그리고 3개의 아치 구조로 이루어져 있다. 내측 세로 아치, 외측 세로 아치, 횡아치는 지면에 닿을 때 탄력 있게 충격을 분산시키는 기능을 한다. 하지만 나이가 들수록 아치가 무너지고, 발바닥의 근육과 인대가 약화되면 이 충격 흡수 능력이 저하된다. 특히 평발이거나 아치가 낮은 사람은 지면 충격이 거의 고스란히 위로 전달되기 때문에, 등 근육이 그 충격을 대신 받아야 한다.

충격이 반복적으로 등까지 전달되면, 등 근육은 긴장을 통해 이를 흡수하고 자세를 보정하려 한다. 처음에는 가벼운 뻐근함으로 시작되지만, 시간이 지나면 만성적인 통증과 경직으로 이어질 수 있다. 특히 장시간 서 있는 직업을 가진 사람, 또는 잘못된 신발을 신고 온종일 걷는 중장년층에게서 이런 문제는 흔히 나타난다.

또한, 등 근육의 긴장은 단순한 불편감을 넘어 체형 불균형과도 연결된다. 발의 충격 흡수가 제대로 이루어지지 않으면 몸 전체의 보행 패턴이 바뀌고, 근육이 불균형하게 사용되기 시작한다. 예를 들어 지면 충격이 흡수되지 않으면 등을 곧게 세우기보다 약간 앞으로 굽히는 자세를 취하게 되어, 등 근육 중 특히 상부 승모근과 척주기립근이 과도하게 사용된다. 이로 인해 어깨 결림, 허리 통증, 심한 경우 경추의 불균형까지 초래할 수 있다.

이러한 문제는 단순한 근육 마사지나 일시적 스트레칭만으로 해결되지 않는다. 근본적으로는 발의 충격 흡수 능력을 회복시켜야 등 근육의 과도한 부담을 줄일 수 있다. 발바닥 근육을 강화하고 아킬레스건의 유연성을 높이는 운동이 충격 완화에 도움을 준다.

결론적으로, 발이 충격을 제대로 흡수하지 못할 때 그 여파는 등 근육으로 고스란히 전달된다. 중년 이후에는 특히 발의 기능 저하가 두드러지므로, 등 통증이 반복된다면 그 출발점을 발에서 찾는 것이 중요하다. 등 근육을 편안하게 하기 위한 첫걸음은, 매일 지면과 만나는 발의 건강을 되돌아보는 데에서 시작해야 한다.

발의 자세와 어깨 위치의 연관성

발의 자세는 몸 전체의 정렬에 영향을 미치는 출발점이다. 특히 어깨 위치와의 연관성은 의외로 크며, 그 연결은 보행, 골격 정렬, 근막 네트워크를 통해 이루어진다. 우리가 평소 무심코 서 있거나 걷는 방식 속에, 어깨의 높낮이와 위치를 결정하는 기제가 숨어 있는 것이다.

정상적인 발의 정렬은 발뒤꿈치가 지면에 수직으로 놓이고, 발바닥의 아치가 적절하게 유지되는 상태를 말한다. 그러나 발의 아치가 무너져 평발이 되거나 외반 변형이 심한 경우, 혹은 발목이 안쪽이나 바깥쪽으로 기운 경우에는 체중의 분산이 달라지며 무릎과 골반의 정렬에 변화가 생긴다. 이때 골반이 한쪽으로 기울게 되고, 그것을 보상하려는 움직임이 척추를 타고 올라가 어깨에까지 영향을 미친다. 결과적으로 한쪽 어깨가 올라가거나, 어깨가 앞쪽으로 말리는 현상이 나타난다.

이런 현상은 특히 장시간 같은 자세로 서 있거나 걷는 직업을 가진 사람, 혹은 평소 자세가 좋지 않은 중장년층에서 더 두드러진다. 발의 자세가 틀어지면 상체는 균형을 맞추기 위해 계속해서 보상 작용을 시도하게 되고, 그 과정에서 어깨 근육이 비대칭적으로 긴장하게 된다. 이는 단순한 어깨의 높낮이 차이를 넘어서, 어깨 통증, 어깨결림, 목의 기울어짐 같은 문제로 이어진다.

또한, 근막의 연결도 주목할 필요가 있다. 인체는 근육 하나하나가 독립적으로 움직이는 것이 아니라, 근막이라는 결합조직으로 이어져 전체가 협응하는 방식으로 작동한다. 발바닥에서 시작된 긴장이 종아리, 허벅지, 골반, 척추를 지나 승모근과 견갑골 주변까지 연결되는 구조 안에서, 발의 자세 변화는 곧 어깨의 위치 변화로 이어질 수 있다.

예를 들어 오른쪽 발이 바깥쪽으로 기울어진 상태로 오래 서 있으면 오른쪽 골반이 내려가고, 이를 보정하기 위해 왼쪽 어깨가 올라가며 몸의 축이 비틀린다. 이처럼 미세한 정렬 변화는 처음엔 체감되지 않지만, 시간이 지날수록 어깨의 비대칭이 뚜렷해지고 결국 자세의 왜곡과 통증으로 이어진다.

따라서 어깨의 위치가 비정상적이거나 통증이 계속되는 경우, 어깨 자체만이 아니라 발의 자세부터 점검하는 것이 필요하다. 발의 정렬을 바로잡기 위해 아치 지지 기능이 있는 깔창을 사용하거나, 보행 패턴을 분석해 교정하는 방법이 도움이 된다. 더불어 발바닥 근육을 강화하고, 발목의 가동성을 높이는 운동도 중요하다. 이는 곧 골반과 척추, 나아가 어깨의 균형을 회복하는 기반이 된다.

결론적으로 발의 자세는 어깨 위치에까지 영향을 미치는, 보이지 않는 지렛대와 같다. 어깨의 균형과 편안함을 원한다면, 그 시작은 언제나 발에서 찾아야 한다. 발이 바로 서야 어깨도 편히 제자리를 찾을 수 있다.

발의 혈액순환과 두뇌 활동

발은 심장에서 가장 먼 위치에 있으면서도, 우리 몸의 혈액순환 시스템에서 매우 중요한 역할을 맡고 있다. 단지 피가 흐르는 통로로서가 아니라, 혈액을 다시 심장으로 올려보내는 제2의 심장 역할을 한다고도 불린다. 특히 종아리와 발의 근육이 수축하며 혈액을 위로 밀어 올리는 펌프 작용은, 전신 혈액순환을 원활히 유지하는 데 필수적이다. 이 혈액순환의 흐름은 발이나 하체에 국한되지 않고, 두뇌 활동에도 직접적인 영향을 미친다.

두뇌는 체중의 2%밖에 되지 않지만, 전체 산소 소비량의 약 20%를 차지할 정도로 혈류 의존성이 높은 기관이다. 이처럼 뇌는 항상 일정한 양의 산소와 영양소 공급이 필요하며, 그 수송 경로는 결국 심장과 말초 혈관의 순환 능력에 달려 있다. 만약 발에서의 혈류 회귀가 원활하지 않다면 심장의 펌프 기능이 과도하게 부담을 받게 되고, 전신 혈액순환에도 지장이 생긴다. 그 결과 뇌로 전달되는 산소와 영양 공급이 줄어들고, 이는 곧 두뇌 피로, 집중력 저하, 기억력 감퇴 등으로 이어질 수 있다.

중장년층 이후에는 혈관 탄력이 떨어지고, 하지 정맥 기능이 약화되기 쉽다. 발이 쉽게 붓거나 차가워지는 현상이 반복된다면, 이미 혈류 순환에 이상이 생겼다는 신호일 수 있다. 이러한 상태가 계속되면 뇌의 혈류량 역시 감소하여, 인지 기능 저하나 우울감, 수면의 질 저하 등 신경학적 증상이 함께 나타날 수 있다. 특히 만성적으로 앉아 있는 시간이 많은 생활 방식, 운동 부족, 잘못된 신발 착용은 발의 혈류 순환을 악화시키는 주요 요인이다.

실제로 발 마사지는 두뇌 기능과 정서 안정에 긍정적인 영향을 주는 것으로 알려져 있다. 발을 자극하면 뇌의 특정 부위가 활성화되며, 교감신경과 부교감신경의 균형이 조절된다. 발바닥에는 온몸의 장기와 연결된 반사구가 존재하는데, 이를 꾸준히 자극하면 혈류 순환이 개선되고, 뇌로 가는 산소 공급이 증가한다. 이로 인해 정신이 맑아지고, 피로 회복 속도도 빨라지는 효과를 얻을 수 있다.

또한, 발의 혈류를 촉진하는 간단한 생활습관으로는 발끝 들기 운동, 발목 돌리기, 발가락 펴기 등이 있다. 장시간 앉아 있거나 서 있는 환경에서는 주기적으로 자세를 바꿔주고, 발을 심장보다 높게 올려주는 자세도 도움이 된다. 아침저녁으로 따뜻한 물에 족욕을 하는 것 역시 혈류 순환을 활성화하고, 두뇌의 이완에 효과적이다.

결론적으로 발의 혈액순환은 뇌로 이어지는 혈류의 관문이자, 두뇌 활력을 위한 첫 단계이다. 머리가 맑지 않고, 피로가 쉽게 느껴질 때는 두뇌가 아니라 발을 먼저 돌보는 것이 필요하다. 발이 따뜻하고 활기차야, 두뇌도 밝고 건강하게 활동할 수 있다.

발의 아치와 호흡 패턴의 연관성

발의 아치는 걸을 때의 충격을 흡수하거나 균형을 유지하는 데에 기능할 뿐만 아니라, 인체 전체의 자세, 특히 몸통의 안정성과 직접 연결되어 있으며, 이로 인해 호흡 패턴에도 깊은 영향을 미친다. 겉보기에 발과 호흡은 전혀 관련 없어 보일 수 있으나, 이 둘은 근막과 자세 조절 기전, 그리고 신경계의 작용을 통해 긴밀하게 상호작용하고 있다.

하지만 중년 이후로 발의 아치가 무너지거나 평발이 되면, 체중 분산이 어긋나면서 무릎, 골반, 척추에 연쇄적인 정렬 이상이 발생한다. 이로 인해 몸통을 안정적으로 지탱하는 기능이 떨어지고, 결국 호흡에도 영향을 미치게 된다.

자세가 무너지면 가슴이 앞으로 말리거나, 복부가 과도하게 긴장하면서 횡격막의 움직임이 제한된다. 횡격막은 깊은 복식

호흡을 가능하게 하는 주요 호흡근이며, 이 근육이 제대로 작동하지 않으면 얕고 빠른 흉식호흡이 반복된다. 이러한 호흡 패턴은 산소 공급을 제한하고, 심박수 증가, 긴장 유발, 피로 누적 등 부정적인 생리 반응을 일으킨다.

특히 발의 아치가 무너지면 무의식적으로 자세를 보정하려는 과정에서 흉곽이 눌리게 되고, 흉곽의 유연성이 떨어지며 호흡이 얕아진다. 또한, 평발이나 과회내는 골반의 전방 경사를 유발하는데, 이 역시 횡격막의 움직임을 방해하는 주요 원인이 된다. 이렇게 호흡이 얕아지면, 충분한 산소가 뇌와 근육으로 공급되지 않아 집중력 저하, 불안감 증가, 수면 질 저하 등 다양한 문제가 동반될 수 있다.

근막의 연결 관점에서도 발과 호흡은 연결되어 있다. 발에서 시작해 종아리, 허벅지, 골반, 척추를 따라 이어지는 후방 근막선은 횡격막을 통과해 목과 두개골까지 연결된다. 발의 아치가 무너져 이 선 전체에 긴장이 가해지면, 횡격막이 자연스럽게 수축과 이완을 반복하기 어려워지고, 결과적으로 호흡의 깊이와 리듬이 깨진다.

따라서 호흡이 얕아졌거나 숨이 가쁜 느낌이 들 때는 폐나 기관지뿐 아니라 발의 상태를 점검해볼 필요가 있다. 발의 아치를 지지하는 깔창 사용, 발바닥 근육 강화 운동, 맨발 걷기 등은 발의 기능 회복에 효과적이며, 나아가 자세 개선과 호흡 개선으로도 이어진다. 또한, 발의 긴장을 풀어주는 스트레칭과 마사지는 전신 이완과 심호흡을 유도하는 데 도움을 준다.

결론적으로 발의 아치는 구조적인 역할을 넘어서 호흡이라는 생리적 기능에까지 깊이 관여한다. 발의 아치가 무너지면 몸의 중심이 흔들리고, 숨조차 편히 쉴 수 없게 된다. 깊고 안정된 호흡을 원한다면 먼저 발의 아치부터 세워야 한다. 발이 편안해야 비로소 숨도 깊어지고, 몸과 마음도 안정될 수 있다.

6장

발과 내장기관 건강의 관계

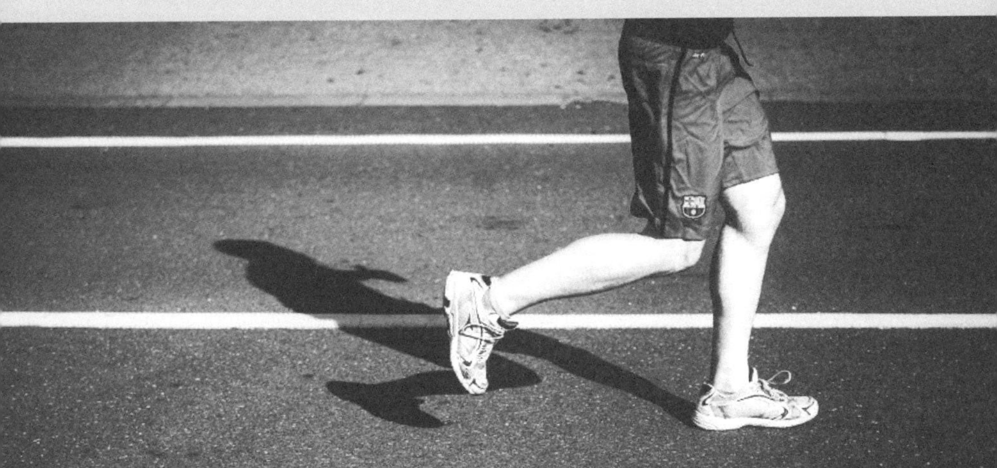

발 건강은 신경계를 통해 내장 활동과 밀접하게 연결되어 있다. 특히 중장년층에서 내장기관의 기능을 유지하고 개선하기 위해서는 발부터 건강하게 관리하고, 발을 통한 신경 자극을 적극적으로 활용하는 것이 매우 중요하다.

발 자극과 심장 건강

발은 우리 몸 전체의 축소판이라고 불릴 만큼 다양한 신경과 혈관이 밀집된 부위이다. 발을 자극하는 것이 심장 건강과 직접적인 연관성을 가진다는 사실은 오랜 연구와 임상 경험을 통해 입증됐다. 특히 나이가 들어가면서 심혈관 질환 위험이 증가하는 중장년층에서는 발의 자극을 통해 심장 건강을 관리하는 것이 매우 효과적이다.

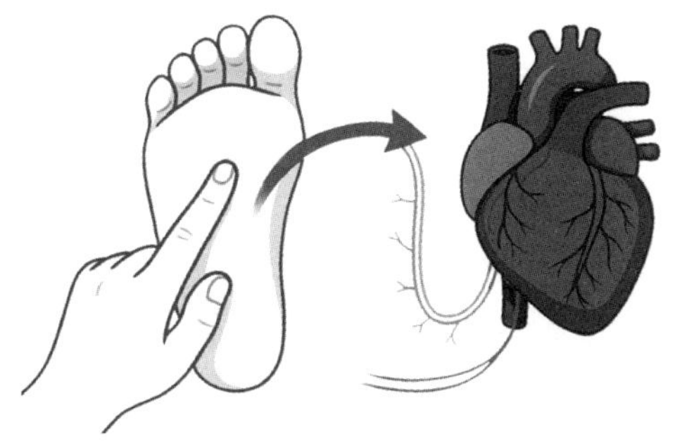

첫째, 발바닥의 특정 부위를 자극하면 혈류의 순환이 촉진되어 심장으로 가는 혈액 흐름이 원활해진다. 발은 심장에서 가장 먼 말단 부위이기 때문에 혈액이 다시 심장으로 되돌아가기 위해서는 발의 근육이 강하게 수축하고 이완하는 것이 필수적이다. 특히 발바닥과 종아리 근육은 혈액을 심장 쪽으로 밀어 올리는 펌프 역할을 한다. 이러한 자극이 부족하면 혈류가 정체되면서 심장이 부담을 느끼게 되며, 결과적으로 고혈압이나 심부전의 위험을 높일 수 있다.

둘째, 발바닥에 존재하는 여러 신경 반사점, 즉 반사구는 심장과 직접 연결되어 있다. 발 반사 요법, 즉 리플렉솔로지에서는 발바닥의 특정 부위를 자극할 때 심장의 기능이 개선되고 심장 박동이 안정화되는 현상이 나타난다. 예컨대 발바닥 가운데 부분, 즉 횡아치 부근을 자극하면 심장으로 이어지는 신경 전달이 촉진되어 심박 수가 안정화되고 스트레스가 완화되는 효과가 있다. 장기적으로 이 자극을 꾸준히 반복하면 심장의 부정맥 개선이나 심혈관 질환 예방에 도움을 받을 수 있다.

셋째, 발을 규칙적으로 자극하면 자율신경계의 균형을 조절할 수 있다. 심장 건강과 자율신경계는 깊은 연관이 있는데, 교감신경이 과도하게 활성화되면 혈압이 상승하고 심장 박동이 빨라진다. 발 마사지나 지압 등의 발 자극은 부교감신경의 활성화를 돕고, 교감신경의 흥분을 가라앉혀 심장 박동을 안정적으로 유지하는 데 효과적이다. 특히 불면증이나 스트레스가 심한 중장년층에게는 발 자극을 통해 심장의 휴식 상태를 유도할 수 있어 심장 건강 유지에 더욱 유익하다.

발 자극 방법으로는 족욕, 지압, 맨발 걷기, 발 마사지 등이 대표적이다. 또한, 지압봉이나 엄지손가락을 이용해 발바닥 중앙부와 발가락 아래쪽 부위를 부드럽게 눌러주는 방법도 심장 기능 개선에 효과적이다.

결론적으로 발 자극은 심장 건강을 유지하고 심혈관 질환을 예방하는, 간단하면서도 강력한 방법이다. 하루의 마무리로 발을 관리하는 습관을 기르면 심장이 건강해지고 온몸의 혈류 순환이 원활해질 것이다. 나이가 들수록 심장을 위한 건강 관리의 시작은 발끝에서 시작된다는 사실을 기억해야 한다.

발의 반사구와 소화 기능

발바닥에는 우리 몸의 장기와 기관들과 연결된 여러 반사구가 밀집되어 있다. 발의 특정 부위를 자극하면 이와 연결된 내장기관의 기능이 개선되는 반응이 나타나는데, 특히 소화기관은 발의 반사구와 긴밀한 관련성을 가지고 있다. 나이가 들면서 소화력이 저하되고, 위장장애나 변비, 복부 팽만감 등의 문제가 자주 발생한다. 이때 발의 반사구 자극은 소화 기능을 돕

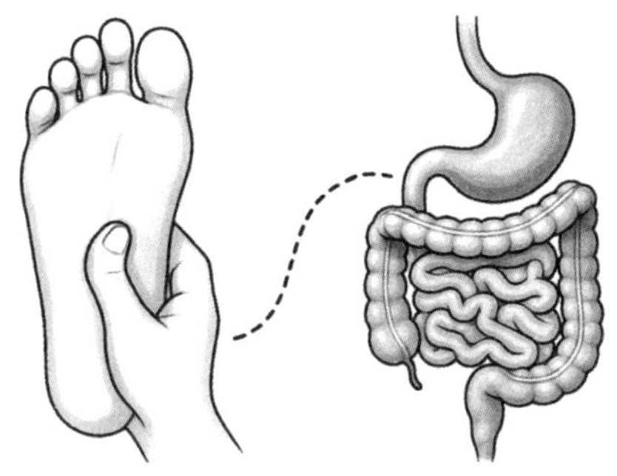

는 매우 효과적인 방법이다.

먼저, 발의 어느 부위가 소화 기능과 연결되어 있는지 이해하는 것이 중요하다. 발바닥 중앙부에서 아치 아래쪽의 오목한 부분은 위와 췌장 등의 소화기관과 직접 연결된 반사구이다. 이 부위를 정기적으로 눌러 자극하면 위산 분비가 적절히 조절되고, 소화 효소의 활성화가 촉진되어 위의 운동성이 개선된다. 또한, 엄지발가락의 아래쪽 부위는 장과 연결되어 있다. 이 부위를 마사지하면 장의 연동운동이 활성화되어 변비를 예방하고 가스를 줄여준다.

둘째, 발의 반사구 자극이 소화 기능에 영향을 미치는 기전을 살펴볼 필요가 있다. 발을 지압하거나 마사지하면 해당 부위의 신경 말단에서 자극 신호가 시작되어 척수와 중추신경을 거쳐 소화기관으로 전달된다. 이 신경 신호가 전달되면 소화기관은 반사적으로 기능을 활성화하여 소화액 분비를 촉진하고 연동운동을 정상화한다. 특히 자율신경계의 균형이 깨져 소화불량이 자주 생기는 사람에게 발 반사구 자극은 소화기관의 스트레스를 줄이고 기능을 안정화하는 데 매우 유용하다.

셋째, 발 반사 요법을 통해 장기간 소화 기능을 관리할 수 있다는 장점이 있다. 약물치료나 소화제를 계속 복용하는 것이 부담스러운 중장년층에게, 발 마사지와 반사 요법은 부작용이 없는 천연 치료법이다. 꾸준히 발을 자극하면 위장관 점막의 혈류가 증가하고, 장 운동성이 유지되어 만성 소화불량을 개선할 수 있다.

결론적으로, 발의 반사구 자극은 소화 기능을 자연스럽게 개선하고 장 건강을 돕는 효과적인 방법이다. 특히 나이가 들면서 소화력이 떨어진 중장년층에게 발의 반사구 관리는 부작용이 없는 소화 개선법이며, 꾸준히 실천하면 소화기관의 건강을 장기적으로 유지하는 데 큰 도움이 된다. 발 관리가 곧 소화 건강 관리의 첫걸음임을 기억하고 실천하는 습관이 중요하다.

발의 자극과 간 기능

간은 우리 몸에서 침묵의 장기로 불릴 만큼 이상이 생겨도 알아차리기 어려운 기관이다. 특히 피로 누적, 약물 복용, 음주나 스트레스 등으로 간 기능이 저하되기 쉽다. 이때 발바닥을 자극하여 간 기능을 간접적으로 개선할 수 있다.

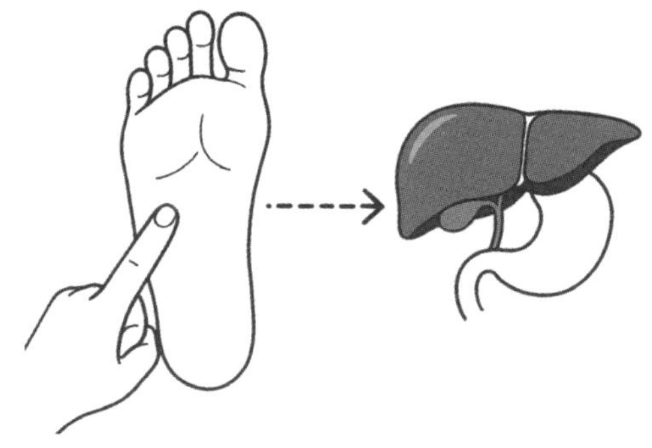

발바닥에는 온몸의 장기와 연결된 신경 반사구가 집중적으

로 모여 있는데, 간과 연결된 반사구는 주로 오른쪽 발바닥의 바깥쪽 중앙 부분에 위치한다. 이 부위를 주기적으로 눌러주거나 마사지하면 간으로 향하는 신경 자극을 활성화하여 간의 혈류량을 증가시키고, 간세포의 회복을 돕는 효과를 기대할 수 있다.

발의 자극이 간 기능 개선에 영향을 미치는 첫 번째 이유는 혈액순환 촉진이다. 발바닥을 지압하면 하체에 정체되어 있던 혈액이 원활히 순환되어 간으로 돌아가는 혈류량이 증가한다. 간은 혈액을 통해 노폐물과 독소를 처리하는 해독 기능을 담당하는데, 발바닥 자극으로 혈액순환이 개선되면 간의 해독 능력이 향상되고 피로물질이 빠르게 제거되어 전신 피로 개선과 간 건강 유지에 효과적이다.

두 번째 이유는 자율신경계의 균형 조정 효과 때문이다. 발을 규칙적으로 자극하면 부교감신경의 활성화가 촉진되고 교감신경이 안정되면서 스트레스가 줄어든다. 스트레스가 감소하면 간의 과부하가 줄어들고, 간세포의 재생과 회복이 더욱 원활해진다. 실제로 발바닥의 간 반사구를 지압하면 교감신경계의 흥분이 감소하고 부교감신경이 우세해져 간 기능이 안정화되고, 숙면에도 도움이 되는 것으로 알려져 있다.

세 번째로는 발의 자극이 간과 연관된 경락의 기혈 순환을 촉진하기 때문이다. 한의학에서는 간 경락이 발가락과 발등, 종아리 안쪽을 따라 몸을 올라간다고 본다. 발바닥과 발등을 충분히 마사지하고 눌러주면 간 경락을 따라 기혈이 원활히 순환하여 간에 축적된 독소를 제거하고 간 기능을 증진하는 효과가 있다.

결론적으로, 발의 자극은 간으로 가는 혈액순환을 촉진하고 자율신경계를 안정시켜 간 기능의 향상에 도움을 준다. 특히 간 건강 관리가 필요한 중장년층은 발을 자주 자극해 간의 부담을 덜어주는 것이 중요하다. 발 건강 관리는 간 기능 개선의 출발점이며, 작은 습관으로도 간 건강을 지킬 수 있음을 기억해야 한다.

발의 체온 조절과 면역 체계

발은 우리 몸에서 체온 변화에 가장 민감한 부위 중 하나이다. 발이 따뜻해야 몸이 건강하다는 말을 자주 듣는데, 이는 단순히 편안한 느낌을 주는 것 이상의 의미가 있다. 특히 중장년층이 되면 혈액순환이 저하되어 발이 차가워지는 경우가 많은데, 이렇게 발의 체온이 낮아지면 온몸의 면역력에도 직접적인 영향을 미친다.

먼저 발의 체온이 면역력에 미치는 주요 원인은 혈액순환과 관련된다. 발이 차가워지면 하체의 혈관이 수축하면서 혈류가 원활히 순환되지 못하고, 이로 인해 혈액 속의 면역세포가 온몸에 효율적으로 퍼지지 못한다. 면역세포인 백혈구나 림프구는 혈액을 통해 온몸을 순환하며 바이러스와 세균을 방어하는 역할을 하는데, 발이 차가우면 이 면역세포들의 활동력이 떨어지고 면역 반응이 둔화되어 감염 질환에 취약해진다.

둘째, 발의 체온은 자율신경계와 깊은 관계가 있다. 발이 따뜻하면 부교감신경이 활성화되어 몸이 이완되고, 면역세포의 활동이 활발해진다. 반대로 발이 차가우면 교감신경이 지나치게 활성화되어 스트레스 호르몬인 코르티솔이 분비되며, 이는 면역력을 떨어뜨리는 주요 원인이 된다. 특히 스트레스를 많이 받으면 저항력이 약해지기 쉬운데, 발을 따뜻하게 유지하면 자율신경의 균형을 맞춰 면역력을 안정적으로 유지할 수 있다.

셋째, 발의 체온 유지는 체내의 효소 활동과도 연결된다. 우리 몸에서 면역세포의 기능과 대사활동을 돕는 각종 효소들은 체온이 일정 수준 이상 유지될 때 가장 잘 활성화된다. 발이 차가워지면 몸 전체 체온도 서서히 내려가면서, 면역 효소의 활성이 떨어지고 결과적으로 바이러스나 박테리아에 대한 방어력도 저하된다.

발의 체온을 유지하여 면역력을 높이는 방법은 간단하면서도 효과적이다. 매일 저녁 따뜻한 물로 족욕을 하면 발의 혈류가 촉진되어 면역세포의 활동력을 높일 수 있다. 또한, 발이 차가운 사람들은 두꺼운 양말을 신어 체온을 유지하거나, 실내에서도 슬리퍼를 착용하여 발이 차가워지지 않도록 관리하는 습관을 기르는 것이 중요하다.

또한, 평소 발을 마사지하거나 발가락과 발목을 돌려주는 가벼운 운동도 효과적이다. 이와 같은 활동들은 하체 혈류를 개선하여 발의 온도를 높이고, 결과적으로 면역 기능을 향상시키는 데 도움을 준다.

결론적으로 발의 체온은 면역체계의 건강과 깊이 연결되어 있다. 특히 면역력이 떨어지기 쉬운 중장년층은 발의 보온에 더욱 신경을 써야 한다. 몸을 지키는 면역력의 첫걸음은 바로 발을 따뜻하게 유지하는 습관이다.

발바닥 자극과 장의 기능

발바닥은 우리 몸 전체 기관과 밀접한 관련이 있는 반사구가 집중된 부위이다. 특히 발바닥의 특정 부위를 자극하면 장의 운동성이 증가하고 소화 흡수 기능이 개선되는 효과를 얻을 수 있다. 중장년층에 접어들면서 장의 운동성이 저하되어 변비나 복부 팽만감, 가스가 찬 느낌 등의 불편이 증가할 수 있는데, 이러한 문제를 해결하는 방법으로 발바닥 자극이 매우 유용하다.

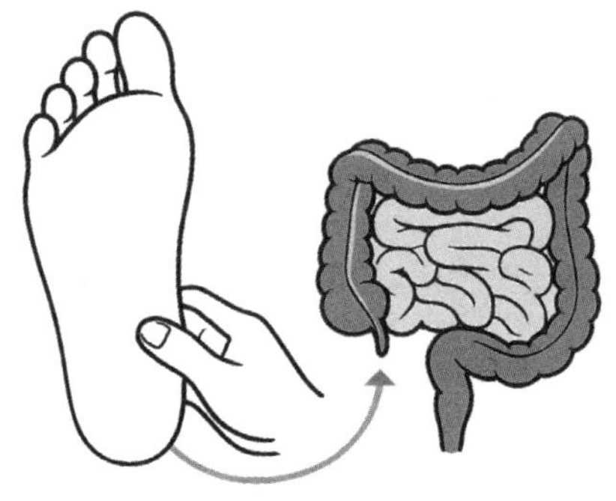

먼저 발바닥과 장의 연결 구조를 이해할 필요가 있다. 발바닥의 아치 부위와 뒤꿈치에서 안쪽으로 살짝 올라간 부위는 대장과 소장 등의 장 기능과 연관된 반사구가 위치한 부위이다. 이 부위를 꾸준히 지압하거나 마사지하면 자극이 신경을 통해 중추신경계에 전달되고, 다시 자율신경계를 통해 장의 연동운동을 촉진하는 반응을 일으킨다.

두 번째로, 발바닥 자극은 장의 혈액순환을 증가시켜 소화 흡수를 도와준다. 발을 주기적으로 자극하면 장벽의 혈류가 개선되어 장 점막이 더욱 활성화되고, 소화 효소의 분비가 증가된다. 이로 인해 장 운동성이 개선되며 변비와 가스 증상을 완화하는 효과를 얻을 수 있다.

셋째, 발바닥 자극이 자율신경계의 안정에 효과적이라는 점이 중요하다. 스트레스와 긴장은 자율신경계의 불균형을 초래하고, 특히 교감신경이 지나치게 활성화되면 장의 운동성이 저하된다. 발바닥을 지압하거나 마사지하면 부교감신경이 활성화되어 장의 연동운동을 자연스럽게 촉진하고, 스트레스로 인한 장 긴장도 감소한다.

공이나 지압봉을 이용하여 발바닥을 굴리는 방법도 효과적이다. 테니스공이나 나무 지압봉을 바닥에 놓고 발바닥 전체로 굴리면서 자연스럽게 장 반사구를 자극할 수 있다. 이러한 방법은 일상생활 중 TV 시청이나 독서 같은 간단한 활동 중에도 쉽게 실천할 수 있다.

특히 나이가 들면서 약물 복용이나 활동 부족으로 인해 장의 움직임이 둔화되기 쉬운 중장년층에게 발바닥 자극은 안전하면서도 효과적인 장 관리법이다. 화학적 약물에 의존하지 않고 자연스럽게 장의 기능을 회복시킬 수 있으며, 꾸준한 관리로 장기적으로도 장 건강 유지에 기여할 수 있다.

결론적으로, 발바닥 자극은 장의 기능을 활성화하는 효과적인 방법이다. 특히 중장년층에서는 장 건강이 삶의 질과 직결되기 때문에, 하루 몇 분의 발 관리 습관을 통해 장의 건강을 계속 관리하는 것이 중요하다. 발바닥 자극을 생활의 일부로 삼으면 건강한 장 관리의 길을 열어갈 수 있다.

발의 혈액순환과 내장 건강

발은 인체의 가장 아래에 있지만, 온몸의 혈액순환을 결정짓는 중요한 출발점이다. 특히 발의 혈액순환은 몸 내부 깊숙한 곳에 있는 내장기관의 건강과 밀접하게 연결되어 있다. 중장년층 이후 발이 쉽게 차가워지거나 혈액순환이 잘 안 되는 경우가 많은데, 이런 문제는 곧바로 내장 건강의 저하로 이어질 수 있어 주의가 필요하다.

첫 번째로, 발의 혈액순환이 원활하지 않으면 내장기관으로의 혈류 공급이 감소한다. 혈액은 내장기관에 산소와 영양분을 공급하는 역할을 하는데, 발에서 혈류가 정체되면 심장이 혈액을 끌어올리는 부담이 증가해 내장기관의 혈액 공급이 줄어든다. 이로 인해 위장관의 소화 기능이 떨어지고, 간이나 신장 같은 장기의 기능도 점차 약화될 수 있다.

두 번째로, 발의 혈액순환은 내장기관의 독소 제거 능력과 밀접하게 연관된다. 혈액은 내장에서 발생하는 노폐물과 독소를 제거하여 간과 신장으로 운반하는 중요한 역할을 맡고 있다. 만약 발의 혈류가 정체되어 있다면 몸 전체의 노폐물 배출이 원활히 이루어지지 않아 내장기관에 독소가 축적되기 쉽다. 이는 내장기관의 기능 저하뿐 아니라 만성 피로나 대사 장애로 이어질 수 있다.

세 번째로, 발의 혈액순환은 내장기관의 자율신경계 조절과도 연결된다. 발이 차갑고 혈류가 정체되면 교감신경이 과도하게 활성화되어 스트레스 호르몬이 분비되고, 내장기관의 움직임이 저하된다. 반대로 발을 따뜻하게 유지하고 혈액순환을 원활하게 하면 부교감신경이 활성화되어 내장기관이 휴식 상태로 들어가고 기능이 정상화될 수 있다. 이 과정은 소화력 증가, 장의 연동운동 활성화, 내장 기능 회복 등에 직접적인 도움을 준다.

발의 혈액순환을 촉진하여 내장 건강을 높이는 방법은 어렵지 않다. 족욕 중 발가락이나 발목을 천천히 움직이면 혈류 촉진 효과가 더욱 높아진다. 또한, 발바닥을 자주 마사지하거나 지압하여 혈류를 개선하는 습관도 매우 중요하다. 특히 발바닥 중앙 부분과 발뒤꿈치를 엄지손가락이나 지압봉으로 눌러주는 습관은 하체 혈류를 개선하여 내장기관까지 혈액 공급을 촉진하는 데 도움을 준다.

결론적으로, 발의 혈액순환은 내장 건강의 중요한 열쇠이다. 특히 중장년층에서 내장 건강을 유지하기 위해서는 발부터 따뜻하게 관리하고 혈류 순환을 촉진해야 한다. 발 관리가 내장 건강을 좌우한다는 점을 기억하고 일상에서 꾸준히 실천하는 것이 중요하다.

발 자극과 췌장 건강

췌장은 인슐린과 소화 효소를 분비하여 혈당을 조절하고 음식물의 소화를 돕는 매우 중요한 내장기관이다. 하지만 중장년층에 접어들면 생활습관이나 스트레스 등으로 인해 췌장 기능이 저하되기 쉽고, 당뇨병과 소화불량 같은 질환에 노출될 위험도 커진다. 이러한 췌장 기능의 관리는 발 자극과 밀접한 연관이 있으며, 특히 발바닥의 특정 부위를 자극하는 것이 췌장

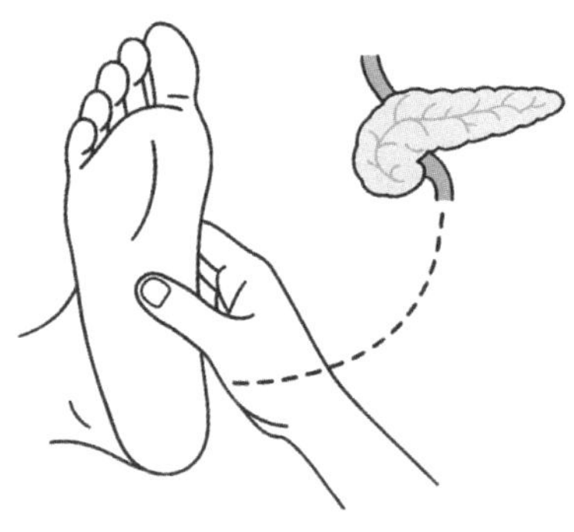

건강을 유지하고 증진하는 데 효과적이다.

첫째, 발바닥에는 췌장과 직접 연결된 신경 반사구가 존재한다. 췌장의 반사구는 주로 발바닥의 안쪽 아치 중앙 부근에 있는데, 이 부위를 정기적으로 지압하거나 마사지하면 자극이 신경 경로를 통해 췌장으로 전달된다. 이를 통해 췌장의 혈액순환이 개선되고, 췌장에서 분비되는 소화 효소와 인슐린의 생성과 분비 기능이 촉진될 수 있다. 실제로 발 반사 요법을 통해 췌장의 기능을 보조적으로 회복시키는 사례가 많다.

둘째, 발 자극을 통해 혈당 조절에도 도움을 줄 수 있다. 췌장 기능이 저하되면 인슐린 분비가 원활하지 않아 혈당 관리가 어려워지는데, 발바닥의 췌장 반사구를 규칙적으로 지압하면 췌장 세포가 활성화되어 인슐린 분비가 촉진되고, 혈당 조절에 긍정적인 영향을 미칠 수 있다. 물론 발 자극만으로 당뇨병을 완전히 치료하는 것은 어렵지만, 장기적으로 꾸준히 관리하면 췌장의 부담을 줄이고 혈당 조절 능력을 일정 부분 개선할 수 있다.

셋째, 발 자극은 췌장으로 향하는 자율신경계의 균형을 유지하는 데도 효과적이다. 만성 스트레스나 피로는 교감신경을 과도하게 활성화시켜 췌장의 기능 저하를 초래하는 주요 원인이다. 발바닥을 마사지하거나 자극하면 부교감신경이 활성화되고 교감신경의 흥분 상태가 완화되어 췌장의 기능적 부담이 줄어들고, 궁극적으로는 췌장의 회복과 재생에 도움이 된다.

결론적으로, 발 자극은 췌장의 건강과 긴밀히 연결되어 있다. 특히 췌장 기능이 약화되는 중장년층에서는 발을 꾸준히 관리하고 자극하는 습관이 중요하다. 매일의 간단한 발 관리가 췌장 기능을 돕고, 건강한 삶을 유지하는 데 크게 기여한다는 점을 기억해야 한다.

발의 반사구 자극과 신장 기능

신장은 체내 노폐물을 제거하고 수분과 전해질의 균형을 유지하는 중요한 장기다. 특히 나이가 들수록 신장 기능이 자연스럽게 감소하며, 만성 피로, 부종, 고혈압 등 신장 기능 저하와 관련된 증상이 자주 나타날 수 있다. 이때 발바닥의 특정 부위를 자극하는 것이 신장 기능 회복과 유지에 큰 도움을 준다.

발바닥에는 신장과 직접 연결된 반사구가 있다. 신장의 반사

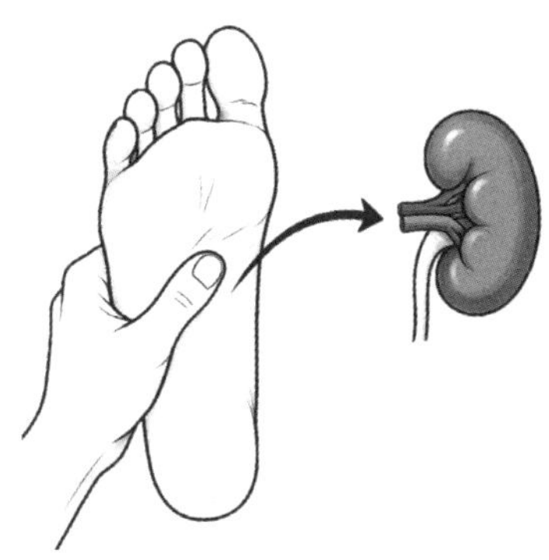

구는 발바닥 중앙 부위, 즉 발바닥 아치의 약간 윗부분 중심에서 발 안쪽 방향으로 위치한다. 이 부위를 정기적으로 지압하거나 마사지하면 신장으로 가는 신경 자극이 촉진되고 혈액순환이 개선되어, 신장 기능을 보조적으로 활성화할 수 있다.

발 반사구 자극이 신장 기능에 미치는 첫 번째 효과는 신장 혈류 개선이다. 발의 신장 반사구를 꾸준히 자극하면 하체의 혈액순환이 촉진되고, 신장으로 공급되는 혈류가 증가한다. 신장은 혈액이 잘 흐를 때 가장 효율적으로 작동하여 혈액 내 노폐물과 독소를 효과적으로 걸러낼 수 있다. 따라서 발의 자극은 신장의 해독 기능을 향상시키고, 장기적으로 신장 기능 저하를 예방하는 데 도움이 된다.

둘째, 발 자극은 신장의 자율신경계 균형을 유지하는 효과도 있다. 신장은 자율신경계의 영향을 크게 받는 기관으로, 스트레스나 피로가 누적되면 교감신경이 과도하게 활성화되어 신장에 부담을 준다. 발바닥을 마사지하거나 지압하면 부교감신경이 활성화되고 긴장이 완화되어 신장에 가해지는 스트레스가 줄어들고 기능이 안정된다.

셋째, 발바닥 자극을 통해 체내 수분과 전해질 균형을 간접적으로 조절할 수 있다. 신장 기능이 저하되면 몸이 쉽게 붓고 수분이 체내에 정체되는 현상이 발생한다. 발바닥의 신장 반사구를 꾸준히 자극하면 신장 기능이 개선되어 소변 배설 기능이 원활해지고 부종이 감소할 수 있다. 이는 특히 장년층 또는 오래 서 있는 직업군에서 흔히 발생하는 다리 부종이나 전신 피로 완화에 효과적이다.

결론적으로, 발의 반사구 자극은 신장 기능을 보조적으로 개선하고 유지하는 효과적인 방법이다. 나이가 들면서 점차 저하되는 신장 기능을 관리하기 위해서는 매일 꾸준한 발 관리 습관을 통해 신장 건강을 지켜나가는 것이 중요하다. 발 건강 관리가 곧 신장 건강 관리의 출발점이다.

발을 통한 자극과 위장의 소화 기능

위장은 음식을 소화하는 일차적인 기관으로, 특히 나이가 들수록 위장의 소화 기능은 자연스럽게 약해지기 마련이다. 이로 인해 중장년층은 식사 후 복부 팽만감이나 속 쓰림, 소화불량과 같은 불편함을 겪는 경우가 많다. 이러한 소화 기능의 저하를 개선하는 데 있어, 발을 통한 자극은 매우 효과적이며 간편한 방법이다.

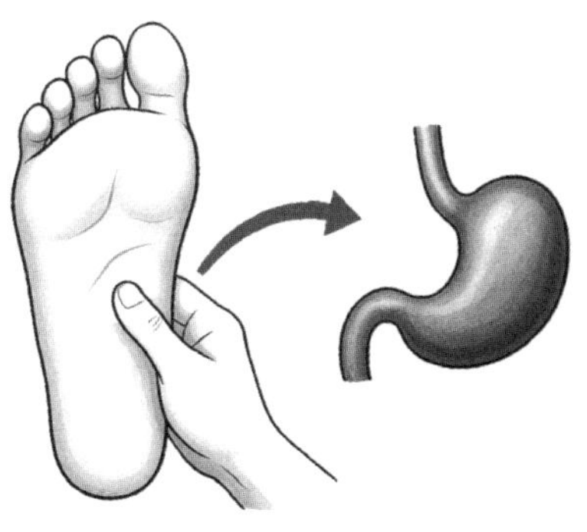

먼저 발바닥과 위장의 연관성을 이해하는 것이 중요하다. 발바닥에는 위장과 연결된 반사구가 존재하는데, 특히 위장의 반사구는 발바닥 아치의 중심부와 그 위쪽, 즉 발바닥의 중간 부분에 위치한다. 이 부위를 정기적으로 자극하면 신경계를 통해 자극이 위장으로 전달되어 위장의 운동성과 소화액 분비가 활성화될 수 있다.

발바닥 자극이 위장 소화 기능에 미치는 첫 번째 효과는 위장 운동 촉진이다. 위장 반사구를 지압하거나 마사지하면 위장에 직접적인 신경 자극이 전달되어 위의 연동운동이 증가한다. 위장의 연동운동이 원활하면 음식물이 위에서 소장으로 빠르게 이동하여 소화불량이나 속 쓰림, 복부 팽만감을 감소시키는 효과가 나타난다.

두 번째 효과는 위장 혈액순환 개선이다. 발의 자극은 하체의 혈액순환을 촉진하며, 이는 위장 주변 혈관의 혈류 개선으로 이어진다. 혈류가 개선되면 위장 점막의 재생과 보호 기능이 강화되고 소화 효소 분비가 원활해져 음식물 소화가 더욱 효과적으로 이루어진다. 이러한 변화는 만성적인 소화 장애를 개선하는 데에도 큰 도움이 된다.

세 번째는 발바닥 자극이 자율신경계의 균형을 유지하는 데 유익하다는 점이다. 위장은 자율신경계의 지배를 크게 받는 기관으로, 스트레스가 높아지면 소화불량이 쉽게 발생한다. 발바닥의 위장 반사구를 자극하면 교감신경의 과도한 활성화가 진정되고 부교감신경이 활성화되어 소화기관이 안정적인 상태로 유지된다. 따라서 스트레스가 많은 중장년층에서는 발 자극을 통해 위장 기능을 안정시키는 것이 더욱 중요하다.

결론적으로, 발바닥의 자극은 위장의 소화 기능을 개선하고 소화불량 증상을 완화하는 데 매우 효과적이다. 중장년층에서 위장 기능이 떨어질 때는 발을 꾸준히 관리하고 자극하는 것이 가장 간단하고 실용적인 건강 관리법이다. 발바닥 자극이라는 작은 습관이 건강한 위장을 유지하는 첫걸음이라는 점을 기억하는 것이 중요하다.

발바닥 반사구와 간 해독 기능

간은 인체의 주요 해독 기관으로 몸속 독소와 노폐물을 처리하고 해독하는 기능을 한다. 그러나 나이가 들수록 간의 해독 능력은 점차 저하되기 쉽고, 피로, 소화불량, 무기력 등과 같은 간 기능 저하 증상이 나타나기 쉽다. 이러한 간의 해독 기능을 유지하거나 증진하는 데 발바닥 반사구 자극이 중요한 역할을 한다.

발바닥에는 우리 몸의 각 기관과 연결된 다양한 반사구가 존재하며, 그중 간과 관련된 반사구는 주로 오른쪽 발바닥 중앙에서 바깥쪽으로 약간 치우친 부위에 위치한다. 이 간 반사구를 정기적으로 지압하거나 마사지하면 자극이 간으로 전달되어 간의 혈액순환과 세포 재생이 촉진되고, 간의 해독 기능을 보조적으로 활성화할 수 있다.

첫 번째로, 발바닥 반사구 자극은 간으로의 혈액순환을 증진시켜 간 해독 능력을 높이는 데 효과적이다. 발바닥의 간 반사구를 계속 자극하면 하체에 머물던 정맥혈이 순환을 통해 간으로 원활하게 흘러 들어가고, 이로 인해 간 내 혈류가 개선된다. 간은 혈류가 원활할 때 노폐물과 독소를 효과적으로 걸러내는 역할을 하므로, 발의 자극은 간의 해독 기능 개선에 실질적인 도움을 줄 수 있다.

둘째, 발바닥 반사구를 자극하면 간과 연결된 자율신경계가 균형을 이룬다. 간은 스트레스에 민감한 장기로, 교감신경이 과도하게 활성화되면 간세포의 스트레스가 증가하고 해독 기능이 저하된다. 발바닥을 마사지하거나 지압하면 부교감신경을 활성화시키고 교감신경의 흥분을 감소시켜 간의 스트레스를 완화하고 간세포의 재생과 회복을 도울 수 있다. 결과적으로 간의 해독 기능이 더 효율적으로 유지된다.

셋째, 발바닥 간 반사구 자극은 간에 축적된 지방과 독소의 배출을 돕는 데 간접적으로 기여한다. 간 기능이 떨어지면 간에 지방이나 독소가 쉽게 쌓이는데, 발의 간 반사구 자극을 통해 간의 기능을 활성화하면 축적된 독소와 지방의 배출이 촉진된다. 특히 중장년층에서 흔히 발생하는 지방간 예방에도 발 반사구 자극이 효과적이다.

발바닥 반사구 자극은 간의 해독 기능을 유지하고 증진하는 매우 효과적인 방법이다. 특히 간 건강 관리가 중요한 중장년층일수록 발바닥의 작은 습관이 간 기능과 건강 전반을 지켜나가는 데 큰 역할을 한다는 점을 반드시 기억해야 한다.

발 건강과 호흡기 건강

발과 호흡기는 서로 거리가 멀어 직접적인 관련이 없어 보일 수 있지만, 실제로는 매우 밀접한 연관성을 가지고 있다. 특히 중장년층이 되면 호흡 기능이 자연스럽게 약화되고, 폐활량 감소나 호흡곤란 증상이 발생할 수 있다. 이런 상황에서 발 건강은 호흡기 건강에 직접적이고 큰 영향을 미친다.

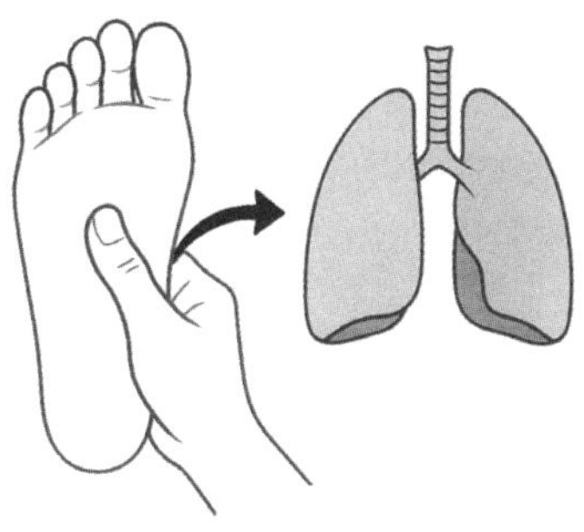

첫째, 발바닥에는 폐와 기관지 등 호흡기와 연결된 신경 반사

구가 존재한다. 폐의 반사구는 주로 발바닥 앞쪽, 발가락 아래의 넓은 부분에 자리 잡고 있다. 이 부위를 꾸준히 자극하거나 마사지하면 신경 자극이 폐와 기관지로 전달되어 혈액순환이 촉진되고 폐의 기능이 활성화될 수 있다. 이를 통해 폐활량 증가, 기관지 확장, 호흡곤란 개선과 같은 긍정적인 효과를 얻을 수 있다.

둘째, 발 건강과 호흡기의 연결성은 체형과 자세의 변화로도 설명할 수 있다. 발 아치가 무너지거나 평발이 되는 등 발 건강이 악화되면, 몸의 정렬이 흐트러지고 가슴과 흉곽이 압박되기 쉽다. 이로 인해 폐가 충분히 확장되지 못하면서 호흡이 얕아지고, 산소 공급이 부족해지는 결과를 초래한다. 결국, 발 건강의 악화는 자연스럽게 호흡기 기능의 저하를 불러오는 것이다.

셋째, 발의 혈액순환 상태는 호흡기 면역력과도 연관되어 있다. 발이 차갑고 혈액순환이 원활하지 않으면 면역 기능이 저하되어 호흡기 감염 질환에 취약해진다. 반대로 발을 따뜻하게 유지하고 혈액순환을 촉진하면 폐와 기관지 점막의 혈류가 증가하고, 면역세포가 활성화되어 호흡기 감염 예방에도 도움을 준다. 특히 중장년층은 호흡기 감염으로 인한 합병증 위험이 크기 때문에 발 건강 관리가 더욱 중요하다.

발 건강을 유지하여 호흡기 기능을 강화하는 방법으로 발목 돌리기나 발가락 움직이기 등의 간단한 발 운동도 효과적이다. 이러한 움직임은 하체 혈류와 근육 활동을 촉진하여 자세를 바르게 하고, 가슴이 압박받지 않아 폐가 원활히 확장될 수 있도록 돕는다.

결론적으로, 발 건강 관리는 곧 호흡기 건강 관리의 출발점이다. 중장년층에서 흔히 겪는 호흡기 기능의 약화를 예방하기 위해서는 발부터 세심하게 관리하는 습관이 필요하다. 발바닥 자극과 발의 건강한 자세 유지가 호흡기 건강에 긍정적인 영향을 미친다는 사실을 기억하고, 일상 속 작은 실천을 꾸준히 이어나가야 한다.

발바닥 자극과 소화기계 장애 개선

소화기계 장애는 중장년층에서 흔하게 발생하는 건강 문제다. 나이가 들면서 소화기관의 운동성이 떨어지고, 소화 효소 분비가 저하되어 만성적인 소화불량, 변비, 복부 팽만감과 같은 증상을 겪기 쉽다. 이런 소화기계 장애 개선을 위한 효과적이고 간편한 방법이 바로 발바닥 자극이다.

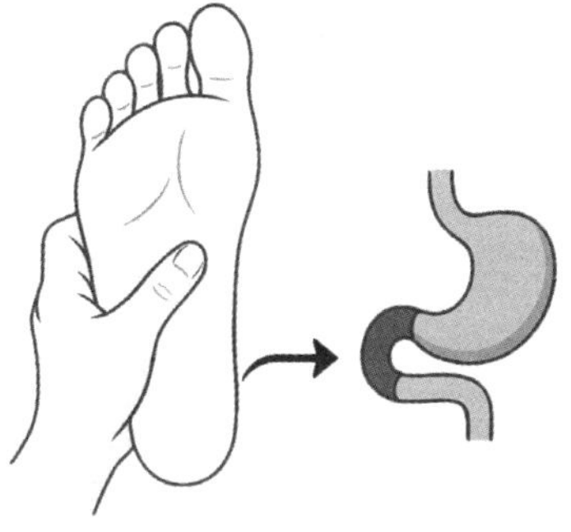

첫 번째로, 발바닥에는 위장과 대장, 소장 등 소화기계와 밀

접하게 연결된 반사구가 분포되어 있다. 발바닥 중간 아치 부위는 위장과 췌장, 십이지장과 연결된 반사구이며, 발바닥 아래쪽과 발꿈치 부분에는 대장 및 소장과 연결된 반사구가 위치한다. 이 부위를 규칙적으로 자극하거나 지압하면 신경 반사작용을 통해 소화기관의 운동이 촉진되고, 소화 효소의 분비가 활발해지면서 소화 기능을 전반적으로 개선할 수 있다.

두 번째로, 발바닥 자극은 소화기관의 혈액순환을 활성화시키는 효과가 있다. 발을 마사지하거나 지압하면 하체 혈류가 증가하고, 이는 장으로의 혈액 공급을 촉진하여 장 점막의 기능을 활성화시킨다. 혈액순환이 좋아지면 위장의 연동운동이 활발해지고, 장내 가스 배출이 원활해져 만성적인 복부 팽만감과 변비 증상을 개선하는 데 효과적이다.

세 번째로, 발바닥 자극은 자율신경계를 조절하여 스트레스로 인한 소화 장애를 완화한다. 스트레스가 증가하면 교감신경이 과도하게 활성화되어 소화기관의 움직임이 둔화되고 소화 효소 분비가 감소한다. 발바닥을 자극하면 부교감신경이 활성화되어 스트레스 반응이 진정되고 소화기관이 휴식 상태로 전환되어 기능 회복이 촉진된다. 이는 특히 중장년층에서 스트레스성 위염이나 소화불량 개선에 효과적이다.

발바닥 자극을 통한 소화기계 개선은 약물에 의존하지 않고도 일상에서 쉽게 실천할 수 있다는 장점이 있다. 특히 중장년층에서는 지속적인 약물 사용으로 인한 부담을 덜 수 있고, 자연스럽고 안전한 방법으로 소화 장애를 개선할 수 있다.

결론적으로, 발바닥 자극은 소화기계의 운동성과 혈액순환, 자율신경계를 활성화하여 소화기계 장애를 근본적으로 개선하는 효과적인 방법이다. 나이가 들수록 발바닥을 자극하는 작은 습관을 꾸준히 실천하면 소화기계 건강은 물론 전신 건강까지도 유지할 수 있다.

발 건강과 내장 활동

발의 신경은 신체의 가장 아래쪽에 있지만, 온몸의 내장기관과 매우 밀접하게 연결되어 있다. 특히 발의 건강 상태가 신경계를 매개로 내장 활동에 큰 영향을 미친다. 이는 나이가 들수록 내장기관의 기능 저하를 경험하는 중장년층에게 매우 중요한 문제다.

먼저 발은 인체의 수많은 신경 말단과 연결된 부위로, 다양한 자극을 뇌와 척수 등 중추신경계로 전달하는 역할을 한다. 발이 건강하면 신경 자극이 원활히 이루어져 자율신경계의 균형이 유지되고 내장기관이 최적의 상태로 기능할 수 있다. 그러나 발 건강이 악화되면 자율신경계의 불균형을 초래하여 내장 기능이 저하되거나 장애가 발생하기 쉽다.

발의 상태가 좋지 않을 때 가장 먼저 나타나는 신경계 문제는 교감신경의 과도한 활성화다. 발이 차갑거나 혈류가 나빠지면 몸이 스트레스를 받는다고 인식하여 교감신경이 항진된다. 교감신경의 과잉 활성화는 심박 수를 증가시키고, 위장관과 장 등 내장기관의 운동성을 떨어뜨리며, 소화 효소 분비를 억제한다. 이로 인해 소화불량, 변비, 복부 팽만감 같은 내장 질환이 발생할 가능성이 커진다.

둘째, 발바닥의 특정 반사구를 자극하면 신경 반사를 통해 내장기관의 기능을 직접 조절할 수 있다. 예를 들어, 발바닥 중앙의 아치 부위를 자극하면 소화기관으로 연결된 신경이 활성화되어 소화 효소 분비와 위장의 연동운동이 촉진된다. 또한, 발바닥 안쪽의 신장 반사구를 자극하면 신장 기능이 활성화되어 소변 배설과 체내 노폐물 제거 기능이 증진된다. 이러한 신경 반사를 이용한 방법은 내장 기능 저하가 나타나는 중장년층에서 매우 효과적이다.

셋째, 발 건강과 내장 활동의 연관성은 자세와 보행 습관과도 연결된다. 발의 아치가 무너지거나, 평발이나 외반족 등의 발 변형이 발생하면 체형이 틀어지고, 골반과 복부의 압력이 증가하면서 내장기관의 공간이 좁아지며 압박된다. 이러한 압박은 신경 전달을 방해하여 내장 활동이 둔화되고, 내장기관의 기능적 저하를 유발할 수 있다.

결론적으로, 발 건강은 신경계를 통해 내장 활동과 밀접하게 연결되어 있다. 특히 중장년층에서 내장기관의 기능을 유지하고 개선하기 위해서는 발부터 건강하게 관리하고, 발을 통한 신경 자극을 적극적으로 활용하는 것이 매우 중요하다. 발의 작은 변화가 내장 건강의 큰 변화를 가져온다는 점을 기억하며 꾸준한 발 관리를 실천해야 한다.

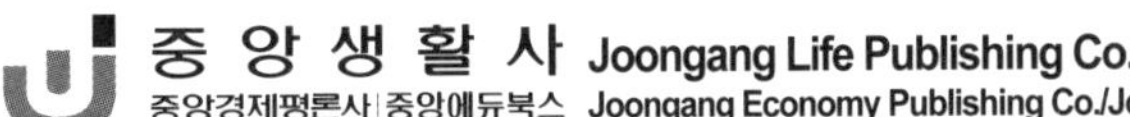

중앙생활사는 건강한 생활, 행복한 삶을 일군다는 신념 아래 설립된 건강 · 실용서 전문 출판사로서
치열한 생존경쟁에 심신이 지친 현대인에게 건강과 생활의 지혜를 주는 책을 발간하고 있습니다.

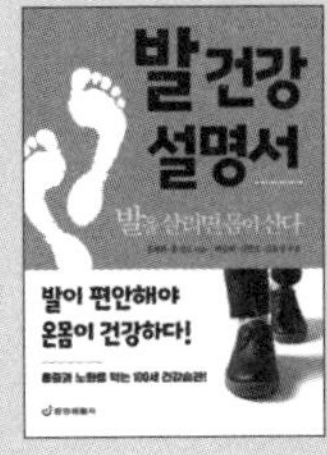

발 건강 설명서

초판 1쇄 인쇄 | 2026년 3월 5일
초판 1쇄 발행 | 2026년 3월 10일

지은이 | 홍재화(JaeHwa Hong) · 홍성보(SungBo Hong)
펴낸이 | 최점옥(JeomOg Choi)
펴낸곳 | 중앙생활사(Joongang Life Publishing Co.)

대 표 | 김용주
책임편집 | 백재운
본문디자인 | 박근영
인 터 넷 | 김연중

출력 | 영신사 종이 | 에이엔페이퍼 인쇄 · 제본 | 영신사

잘못된 책은 구입한 서점에서 교환해드립니다.
가격은 표지 뒷면에 있습니다.

ISBN 978-89-6141-334-3(03510)

등록 | 1999년 1월 16일 제2-2730호
주소 | ㊫04590 서울시 중구 다산로20길 5(신당4동 340-128) 중앙빌딩
전화 | (02)2253-4463(代) 팩스 | (02)2253-7988
홈페이지 | www.japub.co.kr 블로그 | http://blog.naver.com/japub
네이버 스마트스토어 | https://smartstore.naver.com/jaub 이메일 | japub@naver.com
♣ 중앙생활사는 중앙경제평론사 · 중앙에듀북스와 자매회사입니다.